# 战国秦楚简帛与中医药

ZHANGUO QINCHU JIANBO YU ZHONGYIYAO

U0256717

张炜 王丽丽 陈丽云 著

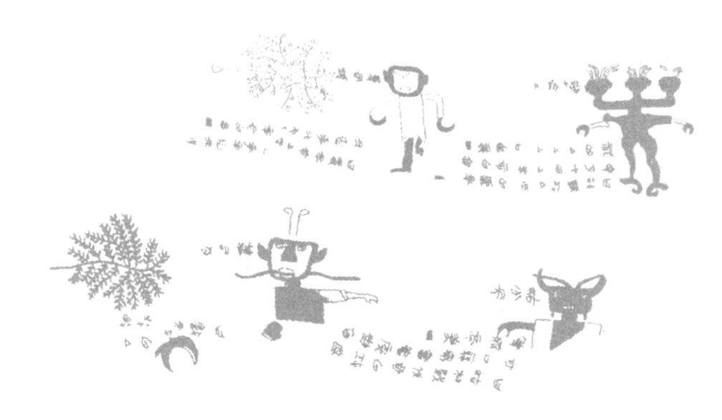

上海大学出版社
·上海·

**图书在版编目(CIP)数据**

战国秦楚简帛与中医药 / 张炜，王丽丽，陈丽云著. —上海：上海大学出版社，2022.12
ISBN 978-7-5671-4595-5

Ⅰ. ①战… Ⅱ. ①张… ②王… ③陈… Ⅲ. ①中国医药学—古籍—研究—中国—战国时代②中国医药学—古籍—研究—中国—秦代③中国医药学—古籍—研究—中国—楚国(?—前223) Ⅳ. ①R2-52

中国版本图书馆 CIP 数据核字(2022)第 243947 号

责任编辑 刘 强
封面设计 柯国富
技术编辑 金 鑫 钱宇坤

**战国秦楚简帛与中医药**

张 炜 王丽丽 陈丽云 著
上海大学出版社出版发行
(上海市上大路 99 号 邮政编码 200444)
(https://www.shupress.cn 发行热线 021-66135112)
出版人 戴骏豪

*

南京展望文化发展有限公司排版
上海颛辉印刷厂有限公司印刷 各地新华书店经销
开本 787mm×1092mm 1/16 印张 8.5 字数 162 千字
2023 年 1 月第 1 版 2023 年 1 月第 1 次印刷
ISBN 978-7-5671-4595-5/R·25 定价 75.00 元

版权所有 侵权必究
如发现本书有印装质量问题请与印刷厂质量科联系
联系电话：021-57602918

# 前 言

中医起源于商代，到战国时期迎来第一次大发展，中医理论包括阴阳五行、六淫治病、运气学说、经络学说等孕育萌芽，针灸、推拿、药物、养生方法等中医技术层出不穷，形成了中医脱胎于古代巫医而与其分道扬镳的独特发展时期。

本书以《简牍集成》《楚地出土战国简册合集》《清华大学藏战国竹简》中的战国秦楚简帛为蓝本，从里耶秦简、放马滩秦简、睡虎地秦简、包山楚简、望山楚简、葛陵楚简、周家台秦简、北京大学藏战国秦简、清华大学藏战国楚简、长沙子弹库楚帛书、上海博物馆藏楚简等十一处战国秦楚简帛入手，对其中涉医的战国秦楚简帛进行全面系统的分类整理与比较研究，并充分吸收反映考古学、古文字学、简牍学、医史学、中医文献学等学科的最新相关研究成果，旨在初步揭示战国时期的卫生状况、疾病谱系、治疗方法（针灸、按摩、祝由、汤药）、医学理论（阴阳五行、六淫治病、运气学说、经络学说）、养身导引、巫医巫术、古方药物、药物泡制、服药宜忌、养生与保健、生殖健康、疾病与转归、传染病管理、活体与尸体检验等方面的真实面貌。

中国医学发展史由于文献资料的限制，从商代直至战国时期的医史研究一直以来存在缺如与不足，所以本书尽可能结合甲骨文商代医药的研究成果，汉代简帛如马王堆、张家山、武威、居延、老官山汉墓简帛等的涉医内容的最新资料，以及中医典籍《黄帝内经》等的相关理论内容，梳理战国中医学的发展概况和中医学从商代至战国秦楚的发展源流脉络，以期能够为今后进一步研究先秦两汉医学史，充分展示商代以迄战国、秦汉时期医学文化全貌打下良好基础。

# 目　录

# 一　里耶涉医秦简

2002年，湖南龙山里耶故城遗址出土一批战国秦简牍，有三万八千余枚，其中蕴含较为丰富的中医学资料。下文从里耶病方、用药宜忌、药物制备等方面对里耶秦简涉医内容进行较为全面的梳理。里耶秦简记录疾病十余种，植物、动物、矿物类药物二十余种，病方十余首，以及药物种植、采收与炮制储存等内容。治疗疾病有汤、散、丸、酒等剂型，艾灸、熨法、外洗、敷药、热饮法以及巫术疗法如禹步、阴阳术数等综合方法，当时甚至还有病者看护所。与马王堆帛书《五十二病方》比对，里耶秦简出现多条与之相同的病方简文，可见《五十二病方》所收录的病方早在秦代就已出现。

## （一）里耶病方

### 1. 心疾方

第一，人病少气者恶闻人声，不能视而善瞑，善食不能食，临食而恶臭，以赤雄鸡冠，丸[之]。（8－1042，8－1363）

本条简文记录心疾的治疗方法，包山楚简221条载“既有病，病心疾，少气，不纳食”，可以互参。本条简文指患者得了心疾，其症状为少气懒言、厌恶人声、容易觉得饿但又吃不下、厌恶食物的气味，要用公鸡鸡冠血制作丸药来治疗。据《本草纲目·禽部·鸡》载，鸡冠血具有“益阳助气”和“安神定志”的作用，故本方用来治疗阳气虚损型的心病。古医书中屡有用鸡冠血治病的记录。如《医宗金鉴》注“治痘方”曰：“用大雄鸡一只，先将白酒一杯炖温，次刺鸡冠血数点，滴入杯中和匀，仍炖温调煎药内服。”

### 2. 黄疸方

五，一曰：启两臂阴脉。此治[黄疸]方。（8－1224）

“两臂阴脉”指手太阴、少阴脉，即马王堆《脉法》所云“臂之太阴、少阴”。“启脉”指“开其脉之穴孔而泄之”[①]。《小品方》载“灸黄疸法”曰：“灸手太阴，随年壮，穴在手小指端。”即是灸手太阴脉上小指端的穴位以治疗黄疸的例证。本条简文指针灸手太阴、少阴脉上的穴位，用泻法治疗黄疸病。里耶秦简另载“[勿]下半斗，饮之，此治黄[疸]”（8－1976），即使用内服法治疗黄疸病。

### 3. 暴心痛方

七，病暴心痛灼灼者。治之：薪蓂实，冶，二；枯姜、菌桂，冶，各一。凡三物并和，取三指撮到节二，温醇酒。（8－1221）

本条简文记录胸痹心痛灼热症的治疗方法：菥蓂子两份，干姜、菌桂各一份，冶

① 张雷．秦汉简牍医方集注[M]．北京：中华书局，2018：7.

制拌匀，撮取三指到手指的第二关节处剂量的药物，用温酒送服。菥蓂实即菥蓂子，《本草纲目·菜二·菥蓂》引《名医别录》谓，菥蓂子“疗心腹腰痛”。而干姜、菌桂均有温通心阳功能，三药合用并以温酒送服可以治疗胸痹心痛证。在简帛中也有药物治疗心痛的记载。如阜阳汉简《万物》W007 条载：“石鼠矢已心痛也。”而用酒送服是因为酒助药性，正如长沙马王堆汉墓简帛《十问》81—82 条载：“酒者，五谷之精气也，其入中也散流，其入理也彻而周，不胥卧而究理，故以为百药由。”这是说酒秉承五谷精华，进入人体很快就能流散全身深入肌理，所以可作为药物的引子。

九，治暴心痛方：令以比屋左荣，以左手取其木若草蔡长一尺，禹步三，折，置之病者心上。因以左足[徐]踵其心，男子七踵，女子二七踵，尝试。毋禁。(8－876，8－1376，8－1959)

此为祝由方，“禹步”是当时祝禳驱鬼的常用步法，而男子七、女子十四也是按阴阳术数在禁咒疗法中的固定用法，如《五十二病方》111 条载：“祝疣，以月晦日之室北，磨疣，男子七，女子二七，曰：‘今日月晦，磨疣室北。’不出一月，疣已。”“屋左荣”指房屋左面屋檐，《礼记·丧大记》载：“荣，屋翼也。”“草蔡”即草芥。《玉篇·艸部》载：“蔡，草芥也。”这里的一尺长草蔡是治疗者手持的用以祛病消灾的灵物。本条里耶简文义为：治疗暴心痛，要取房屋左侧屋檐上的草芥，治疗者左手拿一尺长的草芥，行禹步三步，折断草芥敷在病人胸口，并用左脚缓慢轻踏其心胸位置，男患者轻踏七次、女患者轻踏十四次，此方经过试用疗效好，没有禁忌证。《五十二病方》51—55 条载：“婴儿瘛者，目系斜然，胁痛，息嘤嘤然，屎不化而青。取屋荣蔡薪，燔之而冶匕焉……祝之曰……”也是取屋檐上的草芥祝由替小儿瘛疭患者治病的。

4. 金伤方

九十八，治令金伤毋痛方：取鼢鼠，干而冶，[长]石、辛夷、甘草各与鼢鼠[等]。(8－1057)

本方是用长石、辛夷、甘草、鼢鼠四味药研末均匀混合等份服用治疗金创。武威医简就有用“长石”来“治金创止痛”的记载。如简 13 载：“治金创止痛令创中温方：曾青一分，长石二分，凡二物，皆冶，合和，温酒饮一刀圭，日三，创立不痛。”《五十二病方》也有类似记载，如 23—24 条载：“令金伤毋痛方：取鼢鼠，干而冶。取彘鱼，燔而冶；□□、辛夷、甘草各与鼢鼠等，皆合挠，取三指撮一，入温酒一杯中而饮之。不可，财益药,至不痈而止。"可见此方在秦汉时期已在各地广泛使用。此外,本方标识为"九十八",说明里耶病方的数量至少有98首,足见战国里耶病方的数量可与汉代马王堆《五十二病方》的数量相媲美。

[勿近]内。病已如故。治病毋时,壹治药,足治病。药已治,裹以绘藏,治术,曝若有所燥,治。(8-1243)

《五十二病方》25—29条载:"令金伤毋痛:取荠熟干实,熬令焦黑,冶一;术根去皮,冶二。凡二物并和,取三指撮到节一,醇酒盈一衷杯,入药中,挠饮。……治病时,毋食鱼……勿近内。病已如故。治病毋时,壹治药,足治病。药已治,裹以缯藏,冶术,曝若有所燥,冶。"又《本草纲目·菜二·菥蓂》载:"荠与菥蓂一物也,但分大小二种耳,小者为荠,大者为菥蓂。"本条简文与《五十二病方》比对可知,此方是用菥蓂子炭与去皮白术根研末一比二混合于醇酒中饮用以治金创。"金伤"是当时较为常见的外伤疾病,从简帛来看,治疗上已有较系统方法,如止血法,《五十二病方》11条"诸伤第六方"载:"止血出者,燔发,以按其痏。"即是用血余炭创外按压止血。介痛消肿法,即上文"令金伤毋痛方"所记内容。防止感染法,《五十二病方》22条"诸伤第十五方"载:"消石置温汤中,以洒痈。"是用温水溶解芒硝后清洗创面以防止感染,促进愈合。消除疤痕法,如《五十二病方》14条"诸伤第九方"载:"令伤毋瘢,取彘膏,□衍并冶,傅之。"是说用某药与猪油调成膏外敷创面可以起到去疤痕的作用。

5. 心腹痛方

治心腹痛,心腹痛者如盈状,缪然而出不化:为麦恒煮一,鲁冶麦曲三。(8-258,8-1718)

心腹部位饱胀疼痛,大便食谷不化,饮用麦粥一份、麦子制作的酒母三份来治疗。因酒母中含有微生物与酶类可帮助消化,故本方可治疗消化不良引起的心腹饱胀疼痛症。

6. 病烦心方

治病烦心:穿地深二尺,方尺半,煮水三四斗,沸,注[之]穿地中,视其可饮,饮一叁。(8-1369,8-1937)

治疗心烦不宁，挖地深二尺、一尺半见方。煮水三四斗，把沸水注入之前所挖的地洞中。观察水温，待水可以饮用的时候，喝三分之一斗。此方也是巫术疗法的一种。《五十二病方》77条“毒乌喙第七方”载：“穿地□尺，而煮水一瓮……一杯。”此方也是咒禁方，用来治疗中乌头毒的病症。

7. 脉痔方

每旦先食，以温酒一杯和，饮之，到暮又先食饮，如前数。恒服药廿日，虽久病必已。服药时禁毋食彘肉。（8-298，8-1290，8-1397）

《五十二病方》237—238条载：“脉者，取野兽肉食者五物之毛等，燔冶，合挠□，每旦先食，取三指大撮三，以温酒一杯和，饮之，到暮又先食饮，如前数。恒服药廿日，虽久病必□。服药时禁毋食彘肉、鲜鱼。尝试。”与《五十二病方》比对可知，本方是取五种食肉野兽的毛各等量，烧炭调匀，取三个三指撮的量，早晚餐前用温酒一杯调和服用，用以治疗脉痔病。二十天一个疗程，服药时禁食猪肉、鲜鱼。

8. 痈孔方

□□痈孔中，傅药必先洗之。日一洗、傅药。洗、傅药六十日，瘍已。尝试。（9-1633，9-2131）

《五十二病方》466—467条载：“瘍：瘍者，痈而溃，用良菽、雷矢各……以傅痈孔中。傅药必先洒之。日一洒、傅药。傅药六十日，瘍□。”“瘍”指破溃的痈。与《五十二病方》比对可知，此方是用良菽、雷丸等份冶粉外敷并先外洗，六十天一个疗程，痈破溃会痊愈，曾经试用有效。雷丸是竹林下生长的一种菌覃，《名医别录》称其“逐邪气，除皮中结热，积聚虫毒”[①]。

马王堆汉墓简帛还有治疗痈病的咒语疗法。《五十二病方》369—371条载：“身有痈者，自择取大山陵：某幸病痈，我值百疾之□，我以明月炻若，寒□□□□以柞树桧，程若以虎蚤，抉取若刀，而割若苇，而刖若肉，□若不去，苦。唾□□□□□朝日未食，东向唾之。”还有痈病的外敷疗法和治疗时的饮食禁忌。《五十二病方》372—375条载：“白茝、白衡、菌桂、枯姜、新雉，凡五物等。已冶五物□□□取牛脂□□□细布

① 张显成. 简帛药名研究[M]. 重庆：西南师范大学出版社，1997：26.

□□，并以金铫煏桑炭，才沸，发歊，又复煏沸，如此□□□布抒取汁，即取水银磨掌中，以和药，傅。旦以濡浆细□□□之□□□□□。傅药，毋食□彘肉、鱼及女子。已，而类□□者。”即取白芷、杜衡、菌桂、干姜、辛夷五味药物与牛脂制作成外用药膏，再用水银与药膏混合涂于患处，第二天早晨用温水洗去，再敷药膏。治疗时毋食猪肉、鱼，毋与女子同房。

9. 残方

三，一曰取兰本一斗，洎水二斗，煮□□□□□熟出之，复入，饮尽。(8－1230)

用兰草根一斗，加水二斗反复烧煮后服饮治病。因本方是残简，故究竟治疗何种病症尚不得而知。《五十二病方》415—416 条载治干瘙方：“取兰根、白符，小刌一升…… 以敷疥而炙之，干而复敷者炙，居二日乃浴，疥已。”即用兰草根与白石脂热敷治疗干性疥疮。

应药熘末，艾尽，更薤，日壹更，熨热，举布适腹下，遍复，病三岁上者服，熨□□已；病不盈三岁者服、熨，七日愈□□先食后食恣。(8－1620，8－1569，8－1329，8－1040)

用内服薤白、外用艾灸、热熨法交替治病。因是残方，故未知是治疗何种病症。

## (二) 用药宜忌

1. 用药剂量

[勿]下半斗，饮之，此治黄[疸]。(8－1976)

治病烦心……视其可饮，饮一叁。(8－1369，8－1937)

每旦先食，以温酒一杯和饮之，到暮又先食饮，如前数。(8－298，8－1290，8－1397)

病暴心痛灼灼者。治之：薪蓂实，冶，二；枯姜、菌桂，冶，各一。凡三物并和，取三指撮到节二，温醇酒。(8－1221)

里耶医方在治病剂量上有较明确的要求，如治疗黄疸，服药不要少于半斗，“勿下半斗”是简帛的习惯用法，故此处校补“勿”字；治病烦心，服饮三分之一斗；治疗脉痔，每天早晚餐前各调药一酒杯剂量温服；治疗暴心痛，药取三指撮到手指第二关节二处的剂量。

2. 用药天数

日一洗、洗、傅药六十日，瘍已。(9－1633,9－2131)

恒服药廿日，虽久病必已。(8－298,8－1290,8－1397)

□□药尽，更为如此药，可廿日，病已。(9－1590)

应药燔末，艾尽，更薤，日壹更，熨热，举布适腹下，遍复，病三岁上者服，熨□□已；病不盈三岁者服、熨，七日愈□□先食后食恣。(8－1620,8－1569,8－1329,8－1040)

治疗破溃的痈，每天要外洗然后敷药一次，六十天一个疗程；治疗脉痔要恒定服药二十天，即使顽固性脉痔也可以治愈；而对于疾病不满三年与满三年的治疗周期也不相同，疾病不满三年的，内服薤白、外用艾灸、热熨法交替治病，要满七天才可以治愈。

3. 用药方法

□食，必温令暖，入□□痛即止，不休，又□。(9－1630)

每旦先食，以温酒一杯和，饮之，到暮又先食饮，如前数。恒服药廿日，虽久病必已。服药时禁毋食彘肉。(8－298,8－1290,8－1397)

一曰取兰本一斗，洎水二斗……熟出之，复入，饮尽。(8－1230)

“必温令暖”指服药前需将药汤加温；在治疗脉痔时，要每天早上饭前用温酒一杯调服，晚饭前也要服用相同剂量的药汤；在用兰草根煎煮时，要将兰草根反复取出、放入，多次熬煮以利于汤液浓稠，而且需病人将煎出的浓汤一次性喝完。

4. 用药禁忌

[勿近]内。病已如故。治病毋时，壹治药，足治病。(8－1243)

服药时禁毋食彘肉。(8－298,8－1290,8－1397)

入杯中，挠饮。已饮，如再□□□先食后食恣，毋禁毋时，治。(8-1766)

这里的“勿近”二字是与《五十二病方》25—29条比对后校补的。“勿近内”指治疗期间禁忌性生活；“服药时禁毋食彘肉”指服药时禁忌食用猪肉；一般而言，治疗服药有饭前、饭后以及服药禁忌和治疗天数的区别，“先食后食恣，毋禁毋时”指对于治疗某种疾病的服药等措施没有饭前饭后、服药禁忌和治疗天数的要求。

## （三）药物制备

### 1. 郡乡献药

都乡黔首无良药、芳草□。(9-1305)

《史记·秦始皇本纪》记载秦始皇“求芝奇药仙者”，说明秦始皇对求“仙药”的重视。里耶秦简也记录当时有官方文书直接下到地方，公文到达之处无论是否有“良药、芳草”，也都有公文回复。“都乡黔首无良药、芳草”是说都乡镇没有公文所求的芳草、良药；里耶秦简另有“琅邪献昆仑五杏药”之句，是指琅邪郡公文回复献上了从昆仑山上采集的五杏药材，或是指琅邪郡献上了昆仑山道士制作的五杏丹药。在秦封泥印中还出现“左礜桃支(丞)、右礜桃支(丞)”的官职，是当时专门管理采集、挑选礜石、桃杖，并以礜炼药，以桃杖驱鬼的方术道士的部门官员①。

### 2. 药物种植

贰春乡枝枸志：枝枸三木，□下广一亩，格广半亩，高丈二尺，去乡七里。卅四年不实。(8-455)

卅四年八月癸巳朔丙申，贰春乡守平敢言之。贰春乡树枝枸，卅四年不实，敢言之。(8-1527)

简文记载贰春乡种植枝枸木的面积以及乡守平汇报枝枸木种植情况不佳，多年未结果实。《重修政和证类本草》卷第十四“接骨木”条下《图经》引陆机疏云“作‘枝枸’”。其文云：“接骨木，味甘、苦，平，无毒。主折伤，续筋骨，除风痒，龋齿，可作浴汤。”

① 刘新民．古代玺印中的“左(右)礜桃支(丞)”新考[J]．吉林广播电视大学学报，2011(2)：44.

3. 制备药物

[曝]若有所燥，治。治已即用不藏。以五月尽时刈取薪蓂曝干，取干、取实藏。(8-1772,8-792)

本条简文指制作药物并在太阳下晒干，研成碎末，研完后立即使用，无须收藏。在五月末时采割菥蓂晾干，将晾干的菥蓂杆与菥蓂子分开保存以备用。说明在药物的制作备用中还有区别，有些是制作后立即使用，有些则可以收藏后备用，且因其根茎与果实药效不同还需分开保存。

药已治，裹以绘藏，治术，曝若有所燥，治。(8-1243)

本条简文指将白术晾干后研末，研制好的药末还需用绢丝类织物包裹收藏。“裹以绘藏”，《五十二病方》25—29 条写作“裹以缯藏”，“绘”与“缯”都是指绢丝类织物。又《五十二病方》176—177 条载：“毒堇不曝。以夏日至时取毒堇，阴干，取叶、实并冶，裹以韦藏，用，取之。”“裹以韦藏”指用熟牛皮包裹炮制好的乌头。可见，当时对制作好的不同药物的收藏也有不同要求。

4. 制取药汁

□析令如发管三，苇束两，三尺，渍以水，已。卒时没水尽，熟，捉而以布缴之，取[汁]。(9-2097)

“卒时”指一整天，“捉”指收紧袋子。本条简文义指取剖析如发管的某物三份，捆缚成束长三尺之苇草两束，浸在水里完成第一步工序。再把它们完全浸没在水里一整天，将药物煎煮后，用布反复挤压、拧按制取药汁。《五十二病方》18 条载：“伤者，以续断根一把，独活长枝者二梃，黄芩二梃，甘草□梃，秋乌喙二颗，皆冶，挠之。即并煎熟，以布捉取，出其汁。”与里耶简文制取药汁的方法一致，可以互参。

5. 毒性药物

取堇、芒群木实十。(8-837)

“堇”指乌头，《本草纲目·草三·乌头》记载其“酸、温、有毒……治风湿瘾疹、身痒湿痹，可作浴汤”。“芒”指芒草，“芒群木实”指芒草子，《本草纲目·草六·芒草》载：“芒草，此物有毒，食之令人迷罔，故名。”说明当时已有制作有毒药物储备使用的习惯。《五十二病方》176—177条载：“毒堇不暴。以夏日至时取毒堇，阴干，取叶、实并冶，裹以韦藏，用，取之。”记录的是乌头的制备方法，并指出制备过的毒性药物要用熟牛皮包裹收藏，以防毒物外泄。又《五十二病方》90条载：“以堇一阳筑封之，即燔鹿角，以溺饮之。”即用乌头捣烂外敷在蛇咬伤人的患处。这些说明秦汉时期乌头作为较常用药物已用来治疗多种病症，而制作储备的毒性药物在用于治疗时一般是作为外用药物。

## (四) 病者与厮所

除病方记载的疾病之外，里耶秦简中还有若干文字较少、只记病名的简文，以及记录官府临时安置供养病者的场所的简文。

### 1. 腹痛

天雨血，赐有病身疾，后书牒☐。(8－1786,8－1339,8－225)

本条简文指天上下起红色雨，名叫赐的人就患了腹痛的毛病。《汉书·五行志》载：“惠帝二年，天雨血于宜阳，一顷所，刘向以为赤眚也。”与里耶简文一样，都是将身体疾病和外在天象关联起来进行解释。

### 2. 罢癃

☐种者成里罢癃。(9－492)

《史记·平原君列传》载：“罢癃病为背疾，腰曲而背隆高。”“罢癃”指因先天或后天原因造成的患者背部畸形隆起，颈部和腰背屈伸转侧不利的病症[①]。睡虎地秦简《法律答问》133条载：“罢睡癃守官府，亡而得，得比公癃不得？得比焉。”(问：看守官府的废疾者，逃亡而被捕获，可否与因公废疾的人同样处理？答：可以同样处理)可见，战国时期罢癃病还是较为常见的。上博简也有关于废疾、罢癃的记载，如“废弃不

① 张炜. 放马滩日书涉医简研究[J]. 中医文献杂志，2016(2)：3.

废。”“凡民罢癃者，教而诲之。”(《容成氏》3)

3. 疥疮

□死瘙病者。(9－1198)

本条简文记录因疥疮而病亡者。张家山汉简《脉书》15条载：“身病痒，脓出，为瘙。”《说文》载：“疥，瘙也。”《五十二病方》428条载：“干瘙：煮溺二斗，令二升；豕膏一升，冶藜卢二升，同敷之。”即用藜芦、猪油外涂治疗干性疥疮。事实上疥疮在当时也是常见病，如上博简载：“齐景公疥且痁。”(《竞公疟》1)即齐景公疥疮发作且伴有继发感染而见发热恶寒的症状。

4. 外伤

行到暴诏溪阪上，去溪可八十步，马不能上，即堕。今死。敢告。乡赵、令史辰、佐见即居台杂诊：犯难死在暴诏溪中，西首右卧，牵伤其右□下一所。(9－2346)

本条简文记录一马堕亡，而骑马者堕马后负外伤一处的事情。

5. 牡痔

如枣核，半升入汤，酒石，汤令才苦，渍□入汤中，令才甘。已。以汤洎鬻黄。(9－2296)

本方是治牡痔的。《五十二病方》257条载：“牡痔居孔旁，大者如枣，小者如枣核者方。”以枣核形容小的牡痔[1]。

6. 厮所

运食乡部卒及徒隶有病及论病者即厮，县及厮其部固皆上志治粟府。

[1] 陈伟. 里耶秦简牍校释：第二卷[M]. 武汉：武汉大学出版社，2018：465.

（Ⅱ9－436，Ⅱ9－464）

二牒署公叚于牒，食皆尽戊子，可受厮续食，病有瘳遣从等。（Ⅱ9－1113）

□厮及论、病有瘳及论。（Ⅱ9－2086，Ⅱ9－2115）

从简文看，厮即厮所，是当时官府设置的养病之所，每日还给予口粮，并要求官员做好登记工作。睡虎地秦简《仓律》55条载："其病者，称议食之，令吏主。"意为有病的，酌情给予口粮，由吏主管。因此可以推断，"厮"在秦代是官府设置的对患病需要调养者进行暂时收住的场所①。

里耶涉医秦简是战国时期较为重要的蕴含医学内容的秦简，这体现在：一是一些药物目前仍在临床上广泛使用，如干姜、菌桂治疗胸痹心痛、麦子制作的酒母和麦粥治疗消化不良；二是首次在战国时期简帛中提到经络，以及取手太阴、少阴经脉上的穴位以针灸泻法治疗黄疸病；三是里耶涉医秦简中至少有四条文字与《五十二病方》的完全一致，说明马王堆汉墓《五十二病方》的形成年代可以上推至战国时期；四是首次出现关于煎药方法、用药剂量、用药天数、用药禁忌等的记载；五是记录了常用药物的规模化种植、药物制备、药物收藏、制取药汁等内容；六是首次出现关于当时官府设置的养病之所——厮所的记载；七是显示当时治疗有汤、散、丸、酒等剂型及灸法、熨法、外洗、敷药、热饮法，首次出现关于"黄疸""暴心痛""脉痔"等古病名的记载，还提出酒与粥送服药物可起到治疗协同作用等；八是关于公文回复"都乡黔首无良药、芳草□""琅邪献昆仑五杏药"的记载，可以佐证《史记·秦始皇本纪》关于秦始皇"求芝奇药仙者"的记载。

① 陈伟. 里耶秦简牍校释：第二卷[M]. 武汉：武汉大学出版社，2018：123.

# 二 放马滩涉医秦简

1984 年在甘肃省天水市北道区党川乡放马滩秦代墓葬中出土的一批竹简，其中有甲种《日书》73 枚、乙种《日书》380 枚[①]。《日书》共有涉医简百余枚，内容涉及当时中医阴阳五行、生育预测、巫医与巫术、脏腑与人体部位描写，记录有三十余种疾病以及对疾病转归的描写、十二律占病、禹步与音律祛病等，蕴含丰富的中医史料信息，为全面系统运用秦汉时期出土的简帛来整理研究中医学源流提供了宝贵的第一手资料。

① 甘肃考古研究所. 甘肃天水放马滩秦简[M]. 北京：文物出版社，2001：1-2.

## (一) 阴阳五行

1. 阴阳互根

从现有文字资料看,阴阳五行学说起源于商代,从甲骨卜辞到秦汉简牍,其学说有着一脉相承的渊源关系[①]。《日书》载:

> 凡甲、丙、戊、庚、壬、子、寅、巳、酉,是谓男日,阳,牡日也,女子之吉日也。凡乙、丁、己、辛、癸、丑、辰、午、未、申、亥,是谓女日,牝日,阴日,男子之吉日也。(乙197—198)

简文明确说:男日是阳日、牡日为女子之吉日,女日是牝日、阴日为男子之吉日。这充分体现了阴阳互根、对立统一的和谐思想。

2. 阴阳互求

阴中求阳,阳中求阴,阴阳互求,归于平衡的思想在《日书》中常有描述。如:

> 大吕,音也。贞在大吕,阴阳搏气……牝牡相求,徐得其音。(乙262)

指出大吕之音只有在阴阳平衡之时才能得到最佳韵律。

> 正月、二月、六月、七月、八月、十二月为牡月。三月、四月、五月、九月、十月、十一月为牝月。牝月牡日、牡月牝日娶妻皆吉。(乙194、195、251)

指出在阳月的阴日或阴月的阳日娶妻是吉利的。

> 男日,卯、寅、巳、酉、戌。女日,午、未、申、丑、亥、辰。以女日病,以女日瘳,必可日复之。以女日死,以女日葬,必复之。男日亦如是。(甲3)

将十二日支划分为男日与女日两类,用以选择治病及下葬的时间。认为在女日生病,必须在男日治疗,否则疾病会复发,这是阴阳学说在巫医治病上的具体运用。

---

① 张炜. 商代医学文化史略[M]. 上海:上海科学技术出版社,2005:71-74.

3. 五行相生

《日书》明确提出了五行的概念、五行与天干地支的配伍，且有了关于五行相生相克的描写：

水生木、木生火、火生土。（乙77）

寅不可以为东门。巳不可以为南门。申不可以为西门。亥不可以为北门。（乙17、19、21）

申于五行属金，金主西方；亥于五行属水，水主北方。因为筑门应以五行相生为法则，故有此说。同时期的孔家坡竹简载：

春为南门，夏为西门，秋为北门，冬为东门。（孔290）

因为春季木旺，南方属火，木生火，故春为南门；长夏土旺，西方属金，土生金，故夏为西门；秋季金旺，北方属水，金生水，故秋为北门；冬季水旺，东方属木，水生木，故冬为东门。

4. 五行相克

行忌：春三月己丑不可东行；夏三月戊辰不可南行；秋三月己未不可以西行；冬三月戊戌不可北行。百里大凶，二百里外必死。（乙123—126）

春属木，配东方；夏属火，配南方；秋属金，配西方；冬属水，配北方。而日干丑属金、辰属水、未属木、戌属火。四方与日干为五行相克关系，故曰不可出行。在睡虎地秦简中即有“金胜木，火胜金，水胜火，土胜水，木胜土”（甲83—87背叁）的五行相克的记录[①]。

5. 五行相配

宫立戊己，主中央，主客人也。色黄，所起者人也，司土；角立甲乙卯未亥，主东方，时平旦，色青，主人旬所乾者龟也，司木；徵立丙丁午戌庚，客也，时日中，色赤，主南方，所讼者蛇也，司火；商立庚辛酉丑巳，主西方，时日入，主人，白色，所讼者鸡也，司金；羽立壬癸子申辰，主北方，时夜半，客也，色

① 刘道超. 秦简《日书》五行观念研究[J]. 周易研究，2007(4)：17.

黑，所讼者虎也，司水。（乙 196—200）

指出了五行配五音、五方、五色、五禽、五时、主客、干支，且与《黄帝内经·金匮真言论》的五行相配几乎一致，说明当时五行理论已较为完备。

## （二）生育与人体描写

### 1. 生育预测

平旦生女，日出生男，夙食女，暮食男，日中女，日西中男，昏则女日下则男，日未入女，日入男，昏女，夜暮男，夜未中女，夜中男，夜过中女，鸡鸣男。（甲 19）

节有妊者而欲知其男女，投日、辰、星而参合之。奇者男也，禺者女也。（乙 293）

是用一天中的十六分时或日、辰、星参合的方法来预测生育男女。睡虎地秦简《娶妻出女篇》载："甲寅之旬，不可取妻，无子。虽有子，无男。"（甲 9）反映出当时较为普遍的重男轻女思想。并有"生子，死""旬死""三月死""三岁死"的记载，说明当时卫生条件低下，婴幼儿出生后死亡率极高的事实。

### 2. 人体描写

《日书》对人体及脏腑器官多有提及。如：

九者首也，八者肩肘也，七六者匈腹肠也，五者股胻也，四者膝足也，此所以曹病疵之所也。（乙 343）

《日书》提及的内脏器官有心、脾、胃、肠，提及的人体部位有头、首、颈、肩、肘、胸、肋、腰、腹、背、肘、股、乳、胫、足、颜、颐、喙、鼻、鼻缘、目、眼、眉、目裹、口、舌、唇、膺、耳、髀、膝、手、四肢、皮、胎等三十五处。事实上，早在商代的甲骨文就有关于人体和脏器的诸多描写，如有象形文字"心、胃、子宫"和二十余处人体部位的记载等，而《日书》中对内脏器官及人体部位的描写显然与商代甲骨卜辞中关于人体器官与部位的记录有着一定的源流关系①。

① 张炜．甲骨文中的人体及生理认识[J]．中医文献杂志，1998(1)：12－13.

## （三）疾病与预后

1. 疾病

（1）病头，指头部疾患。

……苦其病头。（乙375）

（2）病颜，指脸部疾患。

日入至晨投中姑洗，大耳肩偻……色苍黑，善病颜。（乙220）

（3）病色苍白，指脸色苍白一类症状。

日中至日入投中南吕……病色苍白。（乙234）

（4）善病耳目间，指病患在耳目之间的部位。

日入至晨投中中吕……善病耳目间。（乙223）

（5）病颈项，指颈脖部位的疾患。

日入至晨投中大吕……苍皙色，善病颈项。（乙211）

（6）病心，指心脏疾患。

旦至日中投中夷则，王虫也。苍皙圆面负偻，恶行夸夸然，善病心。（乙230）
占病，益病……苦病心。（乙360）

周家台秦简有治疗心病方："即令病心者南首卧，而左足践之二七。"（337）即让患者面朝南睡，用左脚轻踏患者十四下，是一种巫术疗法。里耶秦简载："治暴心痛方：令以比屋左荣，以左手取其木若草蔡长一尺，禹步三，折，傅之病者心上。"（8－876）记录用屋檐上的草芥祝由治疗心疾。"病暴心痛灼灼者。治之：析蓂实，冶，二；枯姜、菌桂，治，各一。凡三物并和，取三指撮到节二，温醇酒。”(8－1221)记录胸痹心痛灼热症的治疗方法：菥蓂子两份，干姜、菌桂各一份，冶制拌匀，撮取三指到手指的第二关节处剂量的药物，用温酒送服。

(7) 善病心肠，指心与肠同时得病。

黄钟：平旦至日中投中黄钟，马也，兑颜兑颐，赤黑负偻，善病心肠。(乙 206)

日中至日入投中夹钟，鸡也。广颜大唇目大雍，善步善后顾，土色，善病心肠。(乙 216)

(8) 病心腹，指心腹部位的疾患。

日入至晨投中南吕，赤彖也。兑彖兑颐善……病心腹。(乙 235)

(9) 病胸胁，指胸胁部位的疾患。

旦至日中投中南吕，鸡也。赤色小头圆目而皙，善病胸胁。(乙 233)

(10) 病背癃瘇，指背隆腰曲、足肿不能行走的疾患。

日入至晨投中夹钟，薄颜短颈，色苍黑，善病背癃瘇。(乙 240)

癃病也见于《史记·平原君列传》“罢癃病为背疾，腰曲而背隆高”；瘇病见于《前汉·贾谊传》“天下之势，方病大瘇”，《注》“如淳曰：肿足曰瘇”；睡虎地秦简《法律答问》133 条载“罢癃守官府，亡而得，得比公癃不得？得比焉”，指先天或后天疾患致人残疾，身高低于 1.5 米的成人可以免除服役，用作城旦或守官府来替代[①]。

(11) 病乳，指乳房疾患。

日中至日入投中林钟……色阳黑，善明目，病乳。(乙 228)

(12) 病胁，指胁肋部位的疾患。

① 丁光勋. 秦汉时期的始傅、始役、终役的年龄研究[J]. 上海师范大学学报(自然科学版)，2003(4)：51－52.

日中至日入投中中吕，豕也。兑喙圆颜翕肩，不善衣其行昌昌也，色苍黑，善病肋。（乙 222）

（13）病肩，指肩部疾患。

日中至日入投中大族，豺也。隋颐长目长要，其行延延也，色苍赤，善病肩。（乙 213）

（14）病肩手，指肩与手俱得病，可能是肩手综合征。

日入至晨投中夹钟……善病肩手。（乙 217）

（15）病胃肠，指胃肠道疾患。

日入至晨投中夷则，鼋龟也……黄皙也，病胃肠。（乙 232）

（16）病腹肠，亦指肠胃的疾患。

旦至日中投中应钟，长颐折鼻，为人负偻复面，恶行彼彼，善病腹肠。（乙 238）

（17）病中肠，指肠道疾患。

日入之晨投中蕤宾，兑颜兑颈广……病中肠。（乙 226）

（18）善病腰，指腰部疾患。

日中至日入投中夷则，鼍龟也。眉多黑色，负偻皙色，善病腰。（乙 231）

（19）善病腰腹，指腰腹部疾患。

旦至日中投中夹钟，兔也。圆面……善病腰腹。（乙 215）

（20）病腰髀，指腰部与大腿股部俱得病。

旦至日中投中中吕，雉也，启颜兑颐……色苍皙，善病腰髀。（乙 221）

在长沙马王堆汉墓简帛《导引图》题记中有“引髀痛”的记载，是专门的导引动作治疗大腿股部疼痛的方法。其中也有“引颈”“引胁积”“摇肱”“引膝痛”“坐引八维”等等，对于四肢、颈项、胸胁等关节部位病痛的导引治疗术。

（21）病腹肠腰髀，指腹肠腰股部位俱得病。

日入至晨投中毋射，大□也。启颜兑喙长要色黄，善病腹肠腰髀。（乙 208）

（22）病右髀，指右侧股腿部疾患。

旦至日中投中蕤宾，马也。连面大目，大唇吻狳，行吾吾也，色皙，善病右髀。（乙 224）

（23）病四体，指四肢疾患。

日中至日入投中姑洗，蛇也……色苍白，善病四体。（乙 219）

（24）余病，指妇女产后淤血证疾病。

得其建多余病。（乙 335）

如长沙马王堆汉墓简帛《胎产书》31—32 条载：“字者已，即燔其蓐，置水中，以浴婴儿，不疕瘙。及其婴儿所已浴者水半杯饮母，母亦无余病。”即用洗浴婴儿的水半杯让母亲喝，母亲就不会生产后恶露不尽等淤血证的疾病。《史记・扁鹊仓公列传》载：“躁者有余病，即饮以消石一齐，出血，血如豆比五六枚。”就是记录了仓公为菑川王刘贤的妃嫔治疗“余病”即产后淤血证的故事。在北大藏秦简中也有“令字者无余病”[①]之句，指使怀孕者产后无淤血之症。老官山汉墓简牍《诸病一》574 条载“女子已乳而腹盈，余病也”，498 条载“女子余病，少腹坚重如怀石”，均指产后女子腹部仍胀满膨

① 田天. 北大藏秦简《医方杂抄》初识[J]. 北京大学学报(哲学社会科学版)，2017(5)：54.

大，即产后淤血证，可见“余病”特指产后淤血疾病。

(25) 忧虑症，指身患疾病，忧思不已。

贞身右苛疵，忧心申申……(乙 279)

夫妻皆忧，若朝雾霜，有疾不死，转如。(乙 294)

疾胃，登于上而望于下，吾心且忧，吾肠且悲。(乙 290)

睡虎地秦简有专门治疗忧虑症的巫祝方：“人有思哀也弗忘，取丘下之莠，完掇其叶二七，东北向茹之乃卧，则止矣。”(甲 63—64)该方说有的人经常想一些悲伤哀痛的事情，老是忘不了，医治的办法是，从土丘下生长的杂草上完整地摘取十四片叶子，面向东北方向吃下去，然后躺下睡觉，就可把哀伤之事忘掉了。睡虎地秦简又载：“女子不狂痴，歌以生商，是阳鬼乐从之，以北向□之辨二七，燔，以灰□食食之，鬼去。”(甲 47—48)简文介绍了用来治疗被阳鬼作祟而患精神类疾病的巫方。这些巫祝方可以看作是中国古代心理疗法的早期实例。

(26) 折齿，指牙齿折断。

丙亡，盜在西方，从西北入，折齿。(甲 24)

睡虎地秦简有“斗，为人殴也，无疻痏，殴者顾折齿，何论?”(《法律答问》89)的记载可以互证。

(27) 疫病，指季节性流行性或传染性疾病。

占候：正月甲乙雨。禾不享。邦有木攻，丙丁雨，大旱。鬼神北行，多疾。(乙 154)

壬癸雨，大水，禾粟邦起，民多疾。(乙 158)

睡虎地秦简有大量关于“疫病”的记载，如：“一宅中无故而室人皆疫，或死或病，是是棘鬼在焉。”(甲 37—38)大灾之后有大疫，在大旱或大水之后多疫情，故曰民多疾。而“一宅中人皆疫”更是指出了疫病的传染性特点。

(28) 黑子侯。“侯”通瘊，指皮肤上长的小黑色瘤子[①]。

---

① 白於蓝. 简帛古书通假字大系[M]. 福州：福建人民出版社，2017：266.

酉，鸡也。盗从西方入，复从西方出尔。在囷屋东屎水旁，名曰灌，有黑子侯。（乙 75）

《集韵·平矦》曰："瘊，疣病。"周家台秦简有专门的"去黑子方"："取藁本小弱者，齐约大如小指。取楝灰一升，渍之。和藁本东灰中，以摩之，令血欲出。因多食葱，令汗出。恒多取樱桑木，燔以为炭火，而取牛肉劙之，小大如黑子，而炙之炭火，令温勿令焦，即以傅黑子，寒辄更之。"（315—318）即将根茎细弱的藁本剪削成小指大小的捆束，沾上苦楝炭灰按摩黑痣到局部皮肤有出血倾向时，同时让患者多吃葱而发汗，用樱桑树木制成的炭火烧炙与痣大小相当的牛肉，使其热而不焦敷在黑痣上，冷了加热后再敷，这种方法可以去除黑痣。

（29）瘅疾，指热病。

除日，逃亡，不得。瘅疾，死。（甲 14）

《黄帝内经素问·奇病论》载："此五气之溢也，名曰脾瘅。"王冰注："瘅谓热也。"周家台秦简载："以正月取桃蠹屎少半升，置淳酒中，温，饮之，令人不瘅病。"（313）指用酒浸桃树蛀虫的粪，加热后在正月服用，可以有效预防春季温热病。

（30）癃，为中医"淋病"，小便不利之证。

《黄帝内经·素问·奇病论》载："有癃者，一日数十溲。"《日书》载：

食祸门：所利，数出祸丧，居之凶不吉，必癃。（乙 20—22）

睡虎地秦简载："食过门：大凶，五岁弗更，其主癃。"（甲 124 正贰）在《五十二病方》中有"血癃、石癃、膏癃、女子癃"的记载，并有较为详细的症状和方剂的描述。在武威汉代医简 9—10 条"治诸癃方""治诸癃：石癃出石，血癃出血，膏癃出膏，泔癃出泔，此五癃皆同药治之：术、姜、瞿麦各六分，菟丝实、滑石各七分，桂半分，凡六物，皆治，合，以方寸匕，酒饮，日六七。病立愈，石即出"的记载。

（31）风痹。风痹是痹证的一种，症见肢节疼痛，游走不定。

《黄帝内经·灵枢·寿夭刚柔篇》载："病在阳者命曰风，病在阴者命曰痹，阴阳俱病命曰风痹。"《日书》载：

旦至日中投中大吕，牛也。广颜恒鼻缘大目肩娄，恶行微微也。土色白黑，善病风痹。（乙 209）

痹证在简帛中也屡屡有记载。如老官山汉墓简帛《诊治论篇》简63载:“得淫痹则石脉,其宿脊则友其俞;宿脊而石脉,则气不足而亡见。”指出治疗淫痹用砭石泻其经脉,治疗宿脊久痹要用友法通其俞穴。据老官山汉墓简帛《诸病症候篇》简481载:“凡风者百病之长也。”“凡风之始产也,皆有大分,至其变化,则无常方矣。”指出风邪为百病之长,善行而速变的特征;关于风邪致病,在秦汉简帛中已有较多记录。如长沙马王堆汉墓简帛《五十二病方》30条载:“伤痉:痉者,伤,风入伤,身伸而不能屈。”指出得了痉病的患者是由于受了外伤,风邪由伤口进入体内,引起肌肉强直不能屈曲。又如37—38条载:“诸伤,风入伤,伤痈痛……下膏勿绝,以驱寒气。”长沙东牌楼东汉简牍9载“今曰五日初,卒为邪风所中,头身□□”等,均提示风邪与寒邪致病的病因病机及其症状与治法。

2. 疾病预后

(1) 病瘳难瘳,指疾病可以治疗还是难以治疗。

盈日,可筑间牢,可入牲。利筑官室、为小啬夫。有疾,难瘳。(甲15)
占病,有瘳。(乙297)

(2) 复病,指疾病复发。

乃复病。(乙378)

(3) 病久,指病情迁延不愈。

□□乃复病,其病久。(乙373)
其舀病久。(乙335)

(4) 病死,指因病死亡。

……卜疾人,不死。(乙267)
病者不死。(乙257)
……取妇嫁女不吉,疾人死。(乙371)

(5) 疾人危,指病情危重。

夬钟、无射、应钟皆曰：取妇嫁女可也，疾人危。（乙256）

（6）疾转如，指病情好转。

林钟、应钟、夹钟之卦曰：……哭灵间，夫妻皆忧，若朝雾霜，有疾不死，转如。（乙294）

（7）病益笃，指病情更加危急。

投黄钟以多：为病益笃；以少：病有瘳。（乙242）

（8）病已不已，指病情痊愈或不愈。

□日尚久：多四五日久，未知已时；多七日病不已；多八九日死。（乙348）

（9）垂已几已，指病情差不多已好转。

凡卜来问病者，以来时投日辰时数并之。上多下占曰病已；上下等曰垂已；下多上一日未已而几已；下多上二日□已；下多三日。（乙345）

（10）已间与未间，指病情已经好转或未好转。

占疾：投其病日辰时，以其所中之辰间，中其后为已间，中其前为未间。得其月之剽恐死。（乙338）

（11）宜疾，指容易得病。

屈门：其主必昌富。妇人必宜疾，是是鬼夹之。（乙8）

（12）疾丧，指因病死亡。

五月辰，疾丧。十一月壬戌，疾丧。（乙192、197）

（13）益病，指病情加重。

占病，益病苦……病心。（乙 360）

（14）吉善，指病情好转病人无恙。

之敫瘽，得其吉善；得其闭病中虽已；得其建多余病；得除恐死；得其盈笃病，得其吉善；得其臽病久。（乙 335、358）

## （四）巫祝巫医

1. 巫与医

巫、医同源，在商代甲骨卜辞中就有详尽记载。《日书》载：

女子为巫，男子为祝。（甲 34）

睡虎地秦简中还有“翼，生子，男为觋，女为巫”（甲 94）、“庚寅生，女子为巫”（乙 242）、“壬寅生子，不吉，女子为医”（乙 244）等说法，说明当时巫祝、巫医已较为常见。

2. 巫医占病

从简文看，当时有时辰占、干支占、五行占、十二律占等多种占病法。如时辰占：

凡卜来问病者，以来时投日、辰、时数并之。上多下占曰病已；上下等曰垂已；下多上一日未已而几已；下多上二日□已；下多三日。（乙 345）

彼日、辰、时数并而三之以为母。□其数，而以除母，而以余期。九者首也，八者肩肘也，七六者匈腹肠也，五者股胻也，四者膝足也，此所以曹病疵之所也。（乙 172、173、343）

干支占：

五月辰，疾丧。十一月戌，疾丧。（乙 107、113）

巳：西凶、南吉、北得、东见疾人。（乙 96）

五行占：

木日长子死、土日中子死、水日少子死。（乙 140）

十二律占：

大吕、姑洗、中吕、林钟皆曰：取妇嫁女者吉，病者不死。（乙 257）

3. 问病宜忌

巫医问病是有良辰吉时的。如《日书》曰：

占疾，投其病日辰时。（乙 338）
凡卜来问病者，以来时投日辰时数和之。（乙 345）
占病者，以其来视事值日辰时。（乙 335）

秦汉时期对于占病时辰、探病时辰、治病时辰均有讲究，睡虎地秦简载："辛卯，壬午不可宁人，人反宁之。"（乙 192）"凡酉、午、巳、寅、辛亥、辛卯问病者，代之。"（乙 193）又如江陵岳山秦牍日书载："寅、卯不可问病者，问之必病。"（M36：44）说明当时人们认为如果探视病人、占问病情不在良辰吉时，那么探病的人或者占病的人很有可能会代替病人受到疾病困扰。

4. 致病鬼神

当时由于医疗卫生条件低下，人们将疾病的原因归咎于鬼神作祟。

屈门：其主必昌富。妇人必宜疾，是是鬼夹之。（乙 8）

室有病者……死，不生忧心，毋所从容。其祟大父亲及布，卜行道及事君，不吉。（乙 266、280）

其身不见大患，乃见死人，其祟外君也……凶。占曰：有恶人。（乙 269）

《日书》中指出"是鬼、大父亲、布、外君"是致病鬼神；睡虎地秦简中指出"王父、王母、外鬼、室鬼、中鬼、棘鬼、孕鬼、疠鬼、状神、哀乳之鬼、阳鬼"等是致病鬼神；长沙马王堆汉墓简帛《五十二病方》中提到"狐、父母、漆王"等精灵鬼怪可以致病[1]。

---

① 周一某，等. 马王堆医学文化[M]. 上海：文汇出版社，1994：61－67.

5. 巫医治病

(1) 祝由方。

《黄帝内经·素问·移精变气论》载:“余闻古之治病者,唯其移精受气,可祝由而已也。”驱除鬼魅、消灾祛病是巫医的最原始作用。《日书》中有祝由方“毋毒之方”:

> 毋毒之方:必雎审杯中,不见瞳子,勿饮。言酉甘味,稚子之恶主,□杞毒也。(乙 144)

周家台秦简也有类似的饮酒治疗“瘕”病的方法。如:“瘕者,燔剑若有方之端,淬之醇酒中。女子二七、男子七以饮之,已。”(323)即治疗症瘕,服用经过“焠”法的醇酒,女子饮十四次、男子服饮七次。也就是将剑或类似金属方物的头端放在火上烧烤,再将烧热的头端浸入高浓度醇酒中,以“焠”法来制器或制药。这是我国古代先民在长期生活中的经验积累。在周家台秦简中有“病方”“祝由方”,虎溪山竹简中也有“美食方”,这些均系古代巫医治病之方。

(2) 日病祭除。

巫医按天地人等九相为病人祭除疾病。《日书》载:

> 日病祭除:一天……二地……三人……四时……五音……六律……七星……八风……九州。(乙 350)

并有放马滩秦墓式图作为佐证①。考之《黄帝内经·素问·针解》:“岐伯曰:一天、二地、三人、四时、五音、六律、七星、八风、九野,身形亦应之,针各有所宜,故曰九针……故一针皮,二针肉,三针脉,四针筋,五针骨,六针调阴阳,七针益精,八针除风,九针通九窍。”将《日书》与《黄帝内经》互参,可以说明《黄帝内经》九针针法与《日书》巫医日病祭除法有着相同的渊源关系。《黄帝内经·素问·刺法论》载:“木欲升而天柱窒抑之,木欲发郁,亦须待时,当刺足厥阴之井。火欲升而天蓬窒抑之,火欲发郁,亦须待时,君火相火同刺包络之荥。土欲升而天冲窒抑之,土欲发郁,亦须待时,当刺足太阴之俞。金欲升而天英窒抑之,金欲发郁,亦须待时,当刺手太阴之经。水欲升而天芮窒抑之,水欲发郁,亦须待时,当刺足少阴之合。”即是以星宿五行属性举例,运用五行相克关系来论述病因病机及其循经取穴治疗原则的实例。

---

① 黄儒宣.《日书》图像研究[M]. 上海:中西书局,2013:29.

(3) 禹步、禹须臾。

禹须臾，臾臾行，得。择日出邑门，禹步三，向北斗质画。(甲 66)

禹步、禹须臾均为早期方术，禹须臾是指用表格一类易于快速查阅占测结果的择吉术或禳厌法[1]。禹步在秦汉之时已成为巫医常用的步法，《普济方》卷二六九云："禁病则皆须禹步。"《五十二病方》《养生方》均记有三行禹步念咒施术，使人疾行善趋不患脚病的方法。葛洪《抱朴子・内篇・仙药》《抱朴子・内篇・登涉》以及孙思邈《千金翼方》都将禹步视作吐纳与导引相结合的养生法。说明禹步在当时既有巫舞事神，又有巫舞健身的作用[2]。周家台秦简有"病者，禹步三"(335)、"即令病心者南首卧，而左足践之二七"(337)、"已齲方：见车，禹步三……某病齿齲，苟能令某齲已"(332)等对心病、齲齿患者施以禹步治疗的记载。在《抱朴子・内篇・登涉》中记录详细的禹步散步的步伐："又禹步法：正立，右足在前，左足在后，次复前左足，次前右足，以左足从右足并，是一步也。次复前右足，次前左足，以右足从左足并，是二步也。次复前左足，次前右足，以左足从右足并，是三步也。如此，禹步之道毕矣。凡作天下百术，皆宜知禹步，不独此事也。"

从放马滩涉医秦简来看，简文提及"心、脾、胃、肠"四个内脏器官的名称并记录三十五处人体部位，说明当时对人体的部位及器官有了逐步清晰的认识，并为以后的人体解剖的发展打下了良好基础。在差不多同时期的睡虎地秦简中就有了大量关于活体解剖和尸体解剖的记录。同时"风痹"病名的出现，预示"六淫致病"概念的兴起，结合简文及放马滩秦墓式图中五行配五音、五方、五色、五禽、五时、主客、干支，并与《黄帝内经・金匮真言论》的五行相配几乎一致，说明运气学说在战国时期已经形成，并在较长时间内一直是治病的主要论治手段。但放马滩秦简未有治病方剂的出现，说明在当时或至少在放马滩区域中治病仍以巫医、道术为主。

---

① 王子今. 睡虎地秦简《日书》甲种疏证[M]. 武汉：湖北教育出版社，2003：465.

② 李重生，李金梅. 甘肃放马滩"秦简"中的养生与体育符号[J]. 敦煌研究，2005(6)：93－95.

# 三　睡虎地涉医秦简

1975年12月，湖北省云梦县睡虎地秦墓出土约1 155枚竹简。这些竹简写于战国晚期及秦始皇时期，其内容主要是秦朝时的法律制度、行政文书、涉医占卜以及关于吉凶时日的占书。其中的《日书》与《封诊式》包含的涉医内容具有十分重要的医史研究学术价值，记录几十种疾病，涉及阴阳五行、五运占病、环境与饮水卫生与优生优育思想、对疫病及麻风病的管理、活体与尸体检验、饮药灸疗、兽医学等，内涵较为丰富。

## (一) 阴阳与五行

1. 阴阳

男日：子、卯、巳、酉、戌；女日：午、未、申、丑、亥、辰。(甲 1)

牡日：子、寅、卯、巳、酉、戌；牝日：丑、辰、申、午、未、亥。(甲 11 背)

正月、二月、六月、七月、八月、十二月为牡月。(乙 194)

三月、四月、五月、九月、十月、十一月为牝月。(乙 195)

睡虎地秦简的男日、女日、牡日、牝日、牡月、牝月，即是阴阳思想的体现，与后期汉代的阴阳日期有着一脉相承的关系。如孔家坡汉墓出土简帛《日书牝牡月篇》载："十二月、正月、二月、六月、七月、八月为牡月。"(184 壹)"十一月为牝月。"(185 壹)可以与睡虎地秦简的牡月、牝月相互印证。

2. 阴阳互根互生

男子日：寅、卯、子、巳、戌、酉；女子日：辰、午、未、申、亥、丑。(乙 108)

男子日死及葬，凶。女子日死及葬，凶。男子月女子日娶妻，吉。(乙 109)

子、卯、巳、酉、戌是谓男日；午、未、申、丑、亥、辰是谓女日，女日死，女日葬，必复之。男子亦然。凡丁丑不可以葬，葬必参。(甲 30、31 正贰)

凡子、卯、寅、酉、男子日，午、未、申、丑、亥、女子日。以女子日病，病瘳，必复之。以女子日死，死以葬，必复之。男子日如是。(乙 108)

牝月牡日娶妻，吉。(甲 12 背)

这种"孤阴不生、独阳不长"、阴阳互生、互根、阴阳平衡的思想，在放马滩、周家台、睡虎地简帛日书里体现得最为丰富翔实。如放马滩秦简载：

凡甲、丙、戊、庚、壬、子、寅、巳、酉、戌是谓冈日，阳牡日也，女子之吉日也。(乙 113)

凡乙、丁、己、辛、癸、丑、辰、午、未、申、亥是是柔日，阴牝日也，男子之吉日也。(乙 114)

男日：卯、寅、巳、酉、戌；女日：午、未、申、丑、亥、辰。（甲 1）

以女日病，以女日疗，必可，日复之。以女日死，以女日葬，必复之。男日亦如是，谓亡隶之日。（甲 2—4）

简文指出阳牡日是女子之吉日，阴牝日是男子之吉日，如果女子日病在女子日治疗，或者女子日死在女子日安葬，那是不吉利的，病情就会加重，安葬的事情会有反复。男子的疾病治疗或死亡安葬也是如此。

3. 五行

在睡虎地秦简中阴阳五行理论被极大丰富与运用起来，在五行理论方面有五行生克、四方配五行、四季配五行、五行之数、五行穷绝、五行三合，并以阴阳五行理论预测生死以及疾病转归等。

4. 五行配五方及其相克关系

东方木、南方火、西方金、北方水、中央土。（甲 88—92）

丙丁火，火胜金。戊己土，土胜水。（乙 79—80 贰）

庚辛金，金胜木。壬癸水，水胜火。（乙 81—82 贰）

丑巳酉金，金胜木；未亥卯木，木胜土；辰申子水，水胜火；戌寅午火，火胜金；土胜水。（甲 83—87 背叁）

5. 五行相克与梦境

甲乙梦被黑裘衣冠，喜，入水中及谷，得也。（乙 189 壹）

丙丁梦青，喜也，木金得也。（乙 190 壹）

戊己梦黑，吉，得喜也。（乙 191 壹）

庚辛梦青黑，喜也，木水得也。（乙 192 壹）

壬癸梦日，喜也，金得也。（乙 193 壹）

天干甲乙属木，黑色属水，谷属土，水生木，木克土，故有喜；同理，丙丁属火，青属木，木生火，火克金，故喜也；戊己属土，土克水；庚辛属金，金克木，金生水，故喜；壬癸属水，日属火，水克火，金生水，故喜。

6. 五行相克法则在祭祀祛病中的运用

甲乙有疾，父母为祟，得之于肉，从东方来，裹以桼器。戊己病，庚有间，辛酢，若不酢，烦居东方，岁在东方，其人青色死木日。

丙丁有疾，王父为祟，得之赤肉、雄鸡、酒。庚辛病，壬有间。癸酢，若不酢，烦居南方，岁在南方，其人赤色死火日。

戊己有疾，巫堪行，王母为祟，得之于黄色索鱼、堇酒。壬癸病，甲有间，乙酢，若不酢，烦居邦中，岁在西方，其人黄色死土日。

庚辛有疾，外鬼殇死为祟，得之犬肉、鲜卵白色。甲乙病，丙有间，丁酢，若不酢，烦居西方，岁在西方，其人白色死金日。

壬癸有疾，毋逢人，外鬼为祟，得之于酒、脯修、节肉。丙丁病，戊有间，己酢，若不酢，烦居北方，岁在北方，其人黑色死水日。（甲 68—77 正贰、乙 181—185）

睡虎地日书甲篇与乙篇简文说明当时已运用五方、十天干、五色、五日等占卜疾病，因睡虎地日书乙篇有“甲乙有疾，禺御于豕肉”句，故第一句可解释为：甲乙木日始有小疾，是因为父母的鬼魂在作祟，用青皮色猪肉进行御祭以抵御病灾；甲乙日有疾，是鬼神作祟从东面而来，要用木质漆器盛着祭品。（即使甲乙木日的小疾）戊己日成病，庚日也会好转，（如果庚日疾病好转）那么辛日就该报祭谢神，如果不报祭谢神，当烦、太岁在东方，病人就会皮色发青死在木日。从五行配天干来看，甲乙属木、戊己属土、庚辛属金，体现了当时比较完整的五行配天干、五色、五方以及五行相生相克的思想体系。在睡虎地十二地支占中也有大量类似的表述。如：

子以东吉，北得，西闻言凶，朝启夕闭，朝兆不得，昼夕得。以入，见疾。以有疾，辰少瘳，午大瘳，死生在申，黑肉从北方来，把者黑色，外鬼、父世为眚，高王父谴谪，豕□。（甲 157—158）

丑以东吉，西先行，北吉，南得，朝闭夕启，朝兆得，昼夕不得。以入，得。以有疾，卯少瘳，巳大瘳、死生，腊肉从东方来，外鬼为眚，巫亦为眚。（甲 159—160）

寅以东北吉，西先行，南得，朝闭夕启，朝兆得，昼夕不得。以入，吉。以有疾，午少瘳，申大瘳，死生在子，□巫为眚。（甲 161—162）

卯以东吉，北见疾，西南得，朝闭夕启，朝兆得，昼夕不得。以入，必有大亡。以有疾，未少瘳，申大瘳，死生在亥，狗肉从东方来，中鬼见社为眚。（甲 163—164）

辰以东吉，北凶，先行，南得，朝启夕闭，朝兆不得，夕昼得。以入，吉。以有疾，酉少瘳，戌大瘳，死生在子，干肉从东方来，把者青色，巫为眚。（甲165—166）

巳以东吉，北得，西凶，南见疾，朝闭夕启，朝兆得，昼夕不得。以入，吉。以有疾，申少瘳，亥大瘳，死生在寅，赤肉从东方来，高王父谴眚。（甲167—168）

午以东先行，北得，西闻言，南凶，朝闭夕启，朝兆得，昼夕不得。以入，吉。有疾，丑少瘳，辰大瘳，死生在寅，赤肉从南方来，把者赤色，外鬼、兄世为眚。（甲169—170）

未以东得，北凶，西南吉，朝启多夕闭，朝兆不得，昼夕得。以入，吉。以有疾，子少瘳，卯大瘳，死生在寅，赤肉从南方来，把者赤色，母世、外死为眚。（甲171—172）

申以东北得，西吉，南凶，朝闭夕启，朝兆得，昼夕不得。以入，吉。以有疾，子少瘳，□大瘳，死生在辰，鲜鱼从西方来，把者白色，王父谴，牲为眚。（甲173—174）

酉以东得，南闻言，西凶，朝启夕闭，朝兆不得，昼夕得。以入，有□。有疾，戌少瘳，子大瘳，死生在未，赤肉从北方来，外鬼父世见而欲，巫为眚，室鬼欲拘。（甲175—176）

戌以东得，西见兵，冬之吉，南凶，朝启夕闭，朝兆不得，昼夕得。以入，吉。以有疾，卯少瘳，辰大瘳，死生在酉，鲜鱼从西方来，把者白色，高王父为眚，野立为□。（甲177—178）

亥以东南得，北吉，西遇□，朝启夕闭，朝兆不得。以入，小亡。以有疾，巳少瘳，酉大瘳，死生在子，黑肉从东方来，母世见之为眚。（甲179—180）

敦煌遗书伯2586《发病书》“推十干病法”与睡虎地秦简的表述相类似：

甲乙日病者，青色凶，非其色吉。戊己日小重，庚辛日小差，头宜西首吉。

丙丁日者，赤色人凶，非其色吉。庚辛日小重，壬癸日小差，头宜西首吉。

戊己日病者，黄色人凶，非其色吉。壬癸日小重，甲乙日小差，头宜东首吉。

庚辛日病，白色人凶，非其色吉。甲乙日小重，丙丁日小差，头宜南首吉。

壬癸日病，黑色人凶，非其色吉。戊己日小重，丙丁日小差，头宜东首吉。

7. 五运源起

所谓“五运”也即金、木、水、火、土相生相克的运行法则，在睡虎地、周家台秦简、孔家坡汉简的出行、筑室、筑门等有着大量的记录。如睡虎地秦简出行忌：

丁卯不可以船行。(甲97背贰)

六壬不可以船行。(甲98背贰)

六庚不可以行。(甲97—99背贰)

辛亥至庚辰属金，亥卯属木，金克木，丁卯不可以船行；壬属水，六壬水太旺，故六壬不可以船行；属木之日辰庚属金，金克木，故六庚不可以行[①]。

睡虎地秦简也有关于门忌的记载。如：

北向门，七月、八月、九月，其日丙午、丁酉、丙申垣之，其牲赤。

南向门，正月、二月、三月，其日癸酉、壬辰、壬午垣之，其牲黑。

东向门，十月、十一月、十二月，其日辛酉、庚午、庚辰垣之，其牲白。

西向门，四月、五月、六月，其日乙未、甲午、甲辰垣之，其牲赤青。(96—100正壹)

七月、八月、九月为秋季，秋季金旺，金生水，水主北方，故此时利于筑北门；正月、二月、三月为春季，春季木旺，木生火，火主南方，故此时利于筑南门；十月、十一月、十二月为冬季，冬季水旺，水生木，木主东方，故此时利于筑东门；四月、五月、六月为夏季，夏季火旺，火生土，土生金，金主西方，故此时利于筑西门。

睡虎地秦简筑室忌。如：

春三月庚辛，夏三月壬癸，秋三月甲乙，冬三月丙丁，勿以筑室。以之，大主死；不死，癃，弗居。(甲120正壹)

庚辛金，春属木，金克木，故“春三月庚辛勿以筑室”；壬癸水，夏属火，水克火，故“夏三月壬癸勿以筑室”，余则类推。

周家台秦简也有出行之忌。如：

① 刘乐贤.睡虎地秦简日书研究[M].台北：文津出版社，1994：170－171.

有行而急，不得须良日，东行越木，南行越火，西行越金，北行越水，毋须良日可也。（363）

周家台简文明确将十天干、东南西北方位与木火土金水五行配对，且在有急事需出行时可以用五行替代仪式，如向东行可象征性跨越木，这样就无须等待良日再出行了。孔家坡汉墓简牍《日书五胜篇》105—107条载：“五胜：东方木，金胜木，□铁，长三寸，操，东；南方火，水胜火，以斋盛水，操，南；北方水，土胜水，操土，北，裹以布；西方金，火胜金，操炭，长三寸，以西，裹以布。欲有□□行，操此物不以时。”这是运用五行相克法则的急行厌胜法术。

从敦煌遗书、睡虎地秦简、周家台秦简、孔家坡汉简还记录出行、筑室、门忌、船行、疾病等的五行宜忌、五行相胜原理来看，上述大量战国秦汉简帛内容证实五运学说发端于战国时期，这同时也是中医《黄帝内经》五运六气理论的源头。

## （二）巫医及生育

### 1. 巫医

放马滩秦简就有“女子为觋，男子为祝”（甲34）的记载，睡虎地秦简中还有“翼，生子，男为觋，女为巫”（甲94）、“庚寅生，女子为巫”（乙242）、“壬寅生子，不吉，女子为医”（乙244）、“屈门，其主昌富，女子为巫，四岁更”（甲120正贰）、“高门，宜豕，五岁弗更，其主且为巫”（甲121正壹）等说法。巫医起源于商代，在甲骨文中有大量的记载，当时是为商王及其家族诊病祈祷的“御医”[①]。战国时代巫师、道医盛行，也渐为普通百姓诊病祈祷，这些在战国简帛中反映得较为明显。《国语·楚语》载：“古者民神不杂。民之精爽不携贰者，而又能齐肃衷正，其智能上下比义，其圣能光远宣朗，其明能光照之，其聪能听彻之，如是则明神降之，在男曰觋，在女曰巫。”意思是，古时候民和神不混杂。人民中精神、专注不二而且又能恭敬中正的人，他们的才智能使天地上下各得其宜，他们的圣明能光芒远射，他们的目光明亮能洞察一切，他们的听觉灵敏能通达四方，这样神明就降临到他那里，男的叫作觋，女的叫作巫。可见“男觋女巫”的说法可追溯到上古时期。

### 2. 重视生育子嗣

睡虎地秦简中生子占、星占术有大量关于尚未出生以及出生婴儿今后人生的预

---

① 张炜. 商代医学文化史略[M]. 上海：上海科学技术出版社，2005：83.

测，包括外貌、性格、爱好、疾病、寿命、官运、技能、婚姻、家庭、贫富、道德、特长等等的占问。如：

秀，是谓重光，利野战，必得侯王。以生子，既美且长，有贤德。（甲33 正）

阴，是谓乍阴乍阳，先辱而后有庆……生子，男女为盗。（甲 42 正）

己丑生子，贫而疾。（甲 145 正贰）

乙未生，少疾，后富。（乙 43）

角……生子，为吏。（甲 68 正壹）

亢……生子，必有爵。（甲 69 正壹）

房……生子，富。（甲 71 正壹）

尾……生子，贫。（甲 73 正壹）

结日，作事不成。以祭，咎。生子无弟，有弟必死。以寄人。寄人必夺主室。（甲 2 正贰）

柳，百事吉。取妻，吉。以生子，肥，可以冠，可请谒，可田猎。（甲 91 正壹）

3. 式图占生子

生东向者贵，南向者富，西向者寿，北向者贱，西北向者被刑。（甲 76 贰）

产子占：东首者贵，南首者富，西首者寿，北首者贱。（周家台 151 贰）

睡虎地秦简《日书》产子占法与周家台产子占法有相同之处，而睡虎地秦简《日书》甲种有人字图（见图 3-1）[①]，人字图下占辞作：

人字，其日在首，富难胜也。夹颈者贵。在奎者富。在腋者爱。在手者巧盗。在足下者贱。在外者奔亡。女子以巳字，不复字。

则是以地支法来占卜预测富贵贫贱、长寿、奔忙等，说明当时的产子占是普遍且多样的。

① 黄儒宣.《日书》图像研究[M]. 上海：中西书局，2013：169.

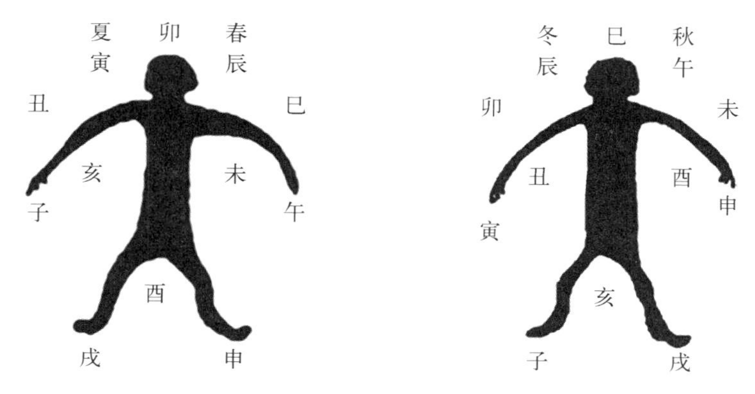


**图 3-1 人字图**

4. 求子求男与优生优育

甲寅之旬，不可娶妻，无子。虽有，无男。（甲 9 背壹）

擅杀子，谅为城旦舂。其子新生而有怪物其身及不全而杀之，勿罪。（《法律答问》69）

今生子，子身全也，无怪物。直以多子故，不欲其生，即弗举而杀之，何论？为杀子。（《法律答问》69—70）

睡虎地秦简所记录的甲寅之旬不可娶妻，娶妻将无子，即使有生育也不会生儿子，说明当时比较重男轻女。似乎是出于优生优育的考虑，古代是允许将出生残疾的新生儿丢弃的。早在商代就有这样的习俗，如甲骨文“弃”字，就是形象描绘将出生的残病婴儿抛弃的会意字[①]。睡虎地法律答问简指出：如小儿生下时身上长有异物，以及肢体不全，可以弃子，不会定罪。但同时又说：如果婴儿出生后身体没有残疾，只是因为家里孩子太多的缘故而弃婴，则是违法行为。在长沙马王堆汉墓简帛《胎产书》中记载了有助生男生女的治疗方。如 27、23 条载：“欲产女，取乌雌鸡煮，令女子独食肉饮汁。”“一曰：取蜂房中子、狗阴，干而冶之，以饮怀子，怀子产男。”还有令所生孩子白皙、有力的方子。如 20 条载：“怀子者，为烹白牡狗首，令独食之，其子美皙，又易出。欲令子劲者，□时食母马肉。”此类记载说明战国秦汉时期对于生育的重视。

① 李玲璞，臧克和，刘志基. 古汉字与中国文化源[M]. 贵州：贵州人民出版社，1997：87.

## (三) 疾病

1. 不孕不育

敫,是谓有小逆,无大殃……以生子,子死,不产。(甲 38—39 正)
虚……以生子,无它同生。(甲 78 正壹)
女子以巳字,不复字。(睡虎地人字图下占辞)

睡虎地秦简记录或星占或地支占:“不产”“无它同生”“不复字”均是说该女子将不再怀孕、不再生育。在当时人们十分重视孕育,对不孕症也有很多治法。如长沙马王堆汉墓简帛《胎产书》28 条载:“求子之道曰:求九宗之草,而夫妻共以为酒,饮之。”即用九宗草制成药酒,夫妻一起喝酒来治疗不孕症。

2. 妇女病

圂居西北,妻善病。(甲 22 背伍)
圂居正北,吉。圂居东北,妻善病。(甲 211)

“妻善病”指人妻容易得妇女病。

3. 产妇阴道受损

丁卯生子,不正。乃有疵前。(甲 143 正陆)
丁卯不正,不然必有疵于前。(乙 238)

“不正。乃有疵前。”指出生胎位不正,产妇阴道受损[①]。

4. 流产

甲到室即病腹痛……出子爰书:某里士五妻甲告曰:甲怀子六月矣。

① 王子今. 秦汉儿童健康问题[J]. 石家庄学院学报,2007(2):77.

(《封诊式》98—100)

“出子”指流产。

5. 新生儿夭折

危阳,是谓不成行……生子,子死。(甲 37 正)

东井……生子,旬而死。(甲 89 正壹)

十二月……生子,三月死。(乙 105 壹)

斗……生子,不盈三岁死。(甲 75 正壹)

人生子未能行而死,恒然,是不辜鬼处之,以庚日日始出时,濆门以灰,卒,有祭,十日收祭,裹以白茅,埋野,则无殃矣。(甲 52—53 背贰)

新生儿出生或十天或三月或三岁就夭折,也有“未能行而死”的,被认为是“不辜鬼”在作怪。生下的婴儿不会走路就死了,这种事情经常发生,是因不辜鬼待在家中,可在庚日太阳刚刚升起的时候用土灰喷洒门,然后祭祀鬼神,十天后收取祭品,用白茅包裹埋在野外,就不会有同样的灾祸了。

6. 无唇

须女……生子,三月死,不死无唇。(甲 77 正壹)

“无唇”可能指缺唇、兔唇[①]。

7. 新生儿残疾

东壁……以生子,不完。(甲 81 正壹)

申,石也。其咎在二室,生子不全。(甲 91 背壹)

“不完”“不全”均指四肢不全,婴儿肢体有残疾。

① 白於蓝. 简帛古书通假字大系[M]. 福州:福建人民出版社,2017:1339.

8. 新生儿佝偻病

乙卯生子，腰不翥。（甲141正伍）

“腰不翥”指抬不起腰，可能是佝偻病之类①。

9. 新生儿眼疾

丁丑生子，好言语，或眚于目。（甲143正壹）
毕……以生子，眚。（甲86正壹）

有眼疾。《说文》载：“眚，目病生翳。”

10. 婴儿啼哭

鬼婴儿恒为人号曰：“予我食。”是哀乳之鬼。（甲29背叁）

“恒为人号”指婴儿常对着人啼哭不止。长沙马王堆汉墓简帛《杂禁方》4—5条载：“婴儿善泣，涂牖上方五尺。”是一种巫术方，即婴儿若哭泣不止，可在窗户上方周围涂抹泥土五方尺。又如北大秦简W-002载：“负婴儿为人客，婴儿笃啼不可止，令人把婴儿左手以摇，入室白二七，不啼矣。”即婴儿如啼哭不止，可在室内握住婴儿左手摇动十四次就不啼哭了②。

11. 癃病

舆鬼……以生子，癃。（甲90正壹）
己失火，有癃子。（乙250）

《周礼·地官·小司徒》载：“以辨其贵、贱、老、幼、废疾。”郑注引郑司农云：“废疾，谓癃病。”

① 白於蓝. 简帛古书通假字大系[M]. 福州：福建人民出版社，2017：330.
② 田天. 北大藏秦简《医方杂抄》初识[J]. 北京大学学报（哲学社会科学版），2017(5)：54.

12. 疵体

丙辰生子,有疵于体而勇。(甲142正伍)

《广韵·支韵》载:“疵,黑病。”指黑痣,或是胎记。

13. 皮肤瘙痒

一室人皆痒体,疠鬼居之。燔生桐其室中,则已矣。(甲52背叁)

意思是一室人都皮肤瘙痒是因为“疠鬼”居处室内,治疗的办法是在室中燔烧桐木偶。桐木偶是巫术驱鬼的道具,但其实燔烧桐木可以驱虫,简文所说的皮肤瘙痒症可能是虫咬性皮炎。

14. 酒精中毒

嗜酒。(甲143正叁)
嗜酒而疾。(甲142正肆)

好酒引起的急慢性疾病较多,如果是急性疾病则可能是酒精中毒症。

15. 缩筋

一室之人皆缩筋,是会虫居其室室西壁,取西南隅,去地五尺,以铁椎段之,必中虫首,掘而去之。弗去,不出三年,一室皆缩筋。(甲39—41背贰)

《黄帝内经·素问·气穴论》载:“积寒留舍,荣卫不居,卷肉缩筋。”缩筋指筋脉挛急不舒。长沙马王堆汉墓简帛《五十二病方》有“筋挛难以伸”的索痉病,与此类同。

16. 瘅病

除日,臣妾亡,不得。有瘅病,不死。利……饮药。(甲15正贰)

《新刊阴阳宝鉴克择通书·后集》载:“除日,吉:宜祈福、祭祀……求医治病服药。”可见除日利于求医服药、祛除病灾。“瘅病”指有发热症状的传染性疾病,周家台秦简313条载:“以正月取桃蠹屎少半升,置淳酒中,温,饮之,令人不瘅病。”“桃蠹屎”指桃树蛀虫的粪。《本草纲目》卷四一载:“桃蠹虫……粪主治辟温疫,令不相染,为末,水服,方寸匕。”《黄帝内经·灵枢·论疾诊尺》载:“冬伤于寒,春生瘅热。”正月服用此药方正是为了有效预防春季温病。简帛中屡有用桃枝驱鬼的方法,如长沙马王堆汉墓简帛《五十二病方》225条载:“癞,以奎蠡盖其肾,即取桃枝东向者以为弧。”指治疗腹股沟疝,用葫芦瓢盖住患者两侧肾部,再用向东的桃枝弯成弓弧状,模拟射盖住患者两侧肾部葫芦瓢来驱鬼治病①。

17. 水肿

除日,臣妾亡,不得。有瘇病,不死。(甲15正贰)

瘇病指水肿。《黄帝内经·灵枢·水胀》载:“足胫瘇,腹乃大,水已成矣。”水肿病也是一种常见疾病,有头面肿、四肢肿、躯干肿等,后世三国吴简中就有许多关于“肿手”“肿足”“肿病”的记载。如:“子男勋年十三,肿左足。”(8-1481)“□□里户人公乘区单年廿七,苦肿病。”(1-8443)

18. 残疾

老弱癃病,衣食饥寒。(《为吏之道》30—31)

罢癃守官府,亡而得,得比公癃不得?得比焉。(《法律答问》133)

工隶臣斩首及人为斩首以免者,皆令为工。其不完者,以为隐官工。(《军爵律》156)

睡虎地秦简法律答问记录:看守官府的废疾者,逃亡而被捕获,可否与因公废疾的人同样处理?可以同样处理。“公癃”指因公残废,“罢癃”指废疾,“癃”即罢癃,“不完”指四肢残疾。

① 周祖亮,方懿林. 简帛医药文献校释[M]. 北京:学苑出版社,2014:123.

19. 驼背

盗者大鼻，长头，大辟臑而偻，疵在目。（甲70背）

“偻”指曲背，即先天或后天所致的驼背。

20. 折齿

丙亡，为闲者不寡夫乃寡妇，其室在西方，疵而在耳，乃折齿。（乙255）
斗，为人殴也，无疻痏，殴者顾折齿，何论？（《法律答问》89）

这里的“折齿”指牙齿折断。

21. 刺伤

甲、乙交与女子丙奸，甲、乙以其故相刺伤。（《法律答问》173）

指甲、乙两人为了一个女子相互斗殴刺伤对方。

22. 皮外伤

何如为“大痍”？“大痍”者，肢或未断，及将长令二人扶出之，为“大痍”。（《法律答问》208）
或与人斗，决人唇，何论？比疻痏。（《法律答问》87）

“大痍”指重伤。《释名·释疾病》载：“痍，侈也，侈开皮肤为创也。”“疻痏”指殴打致人皮肤青肿或破伤。《急就篇》颜注：“殴人皮肤肿起曰疻，殴伤曰痏。”

23. 骨折

折脊颈骨，何论？比折肢。（《法律答问》75）

“折脊颈骨”指颈椎骨折，“折肢”指四肢骨折。

24. 脱臼

妻悍，夫殴治之，决其耳，若折肢指，胅体，问夫何论？当耐。（《法律答问》79）

《说文》载："胅，骨差也。"段注：谓骨节差不相值，故胅出也。胅体指脱臼。简文意为：撕裂耳朵，打断四肢、手指骨造成脱臼该如何处置？应当处以耐刑。

25. 耳朵撕裂

律曰："决人耳，当耐。"（《法律答问》80）

意思是斗殴撕裂他人耳朵，应当处以耐刑。

26. 撕咬伤

啮断人鼻若耳若指若唇，论各何也？议皆当耐。（《法律答问》83）
齿人頯若颜，其大方一寸，深半寸，何论？比疻痏。（《法律答问》88）

"齿人頯若颜"指咬伤头部或颜面。"頯"指颧骨。

27. 毛发卷曲

人无故而发挢若虫及须眉，是是恙气处之。乃煮贲屦以抵，即止矣。（甲 60—61 背贰）

人无缘无故头发、眉毛、胡须卷曲如虫子一般，这是疾病之气在作祟，用麻鞋煮后投它，这种情况就不再发生[①]。

28. 垂涎

人无故一室人皆垂涎，爰母处其室，大如杵，赤白，其居所水则干，旱则

① 吕亚虎. 战国秦汉简帛文献所见巫术研究[M]. 北京：科学出版社，2010：174.

淳，掘其室三尺，燔豕矢焉，则止矣。（甲50—51背叁）

意思是一家人无缘无故都流口水不止，是爰母鬼魂待在房屋中的缘故，禳除的方法是在室中挖三尺大小的坑，在其中燔烧猪屎。

29. 噩梦

鬼恒为人恶梦，觉而弗占，是图夫。为桑杖倚户内，覆鬴户外，不来矣。（甲44—45背贰）

意思是鬼常使人做噩梦，醒来后又无法占问，这是图夫在作祟。将桑木心制成的木杖倚靠在家门内侧，并将鬴倒扣在门外，图夫就不来作怪了。敦煌卷子也载有用桑皮为汁涂在门户上以避鬼的方法："三月上卯日，取桑皮东向者，翥取汁著户上，避百鬼。"即将桑树东向根上的皮翥成汁液，涂在门户上，可以避除百鬼作祟[①]。葛洪《肘后备急方》中也载有用桑树东向根悬门户上以辟疫疠的方术[②]。

30. 忧郁症

人无故心悲也，以桂长尺有寸而中折，以望之日始出而食之，已，乃脯，则止矣。（甲66）

意思是人们无缘无故内心悲伤，用一尺一寸长的桂为偶，在月中望日太阳初升时给它喂食，完了之后破开桂偶曝晒，悲伤就会停止的[③]。

31. 传染病

害日，利以除凶疠，兑不详。（甲5正贰）

"疠"指疫疠，时疫流行性传染病等。在害日祭祀，利于禳除疫病和不祥。

① 马继兴. 敦煌古医书考释[M]. 南昌：江西科学技术出版社，1988：233.
② 葛洪. 肘后备急方[M]. 北京：人民卫生出版社，1983：55.
③ 刘信芳.《日书》驱鬼术发微[J]. 文博，1996(4)：76.

一宅中毋无故而室人皆疫,或死或病,是是棘鬼在焉。正立而埋。其上旱则淳。水则干。掘而去之,则止矣。(甲37—38背壹)

意思是同居的人同时发生疫病,或死或病重,这是棘鬼在作祟。做个棘鬼的偶,正立埋在土里,偶干了就洒些水,湿了就搞搞干,过几天把偶掘出丢弃,这样疾病就会好的。这是巫术驱鬼的常用方法。

一宅之中无故室人皆疫,多蒙寐死,是是包鬼,埋焉,其上贯草如席处,掘而去之,则止矣。(甲40—42背壹)

"包鬼"指难产而死的鬼①。简文意为:一宅内的人无故都得了疫病,大多昏睡死去,这是难产而死的包鬼埋在宅内的缘故,埋处其上不长草。禳除的方法是:做个偶埋起来,上面做个用草穿起来的蓐席状(用偶和蓐席模仿包鬼),过几天再掘出丢弃之,疫病就不再发生。

人无故一室人皆疫,或死或病,丈夫女子堕须羸发黄目,是是宲人生为鬼,以沙人一升□其舂臼,以黍肉食宲人则止矣。(甲43—46背壹)

意思是一家人无缘无故得疫病,有的死,有的卧病不起,男人、女人头发、须毛脱落、眼珠发黄,这是宲人生鬼在作祟,用砂仁一升装满舂臼,用黍与肉给宲人吃,它就不再作祟了。在战国时期疫病与温病是不同的,疫病特指传染性很强的发作时症状相似的死亡率较高的烈性传染病。

32. 麻风病及其管理

(1) 麻风病症状表现。

爰书:某里典甲诣里人士伍丙,告曰:"疑疠,来诣。"□讯丙,辞曰:"以三岁时病疕,眉突,不可知其何病,无它坐。"令医丁诊之,丁言曰:"丙无眉,艮本绝,鼻腔坏。刺其鼻不嚏。肘膝□到□两足下踦,溃一所。其手无胈。令号,其音气败。疠也。"(《封诊式》52—54)

① 刘信芳.《日书》驱鬼术发微[J]. 文博,1996(4):74-80.

爰书：某里的里典甲送来该里士伍丙，报告说："怀疑是麻疯病，(所以)将他送来。"讯问丙，供称："在三岁时患有疮伤，眉毛脱落，不知道是什么病，没有其他过犯。"命医生丁进行检验，丁报告说："丙没有眉毛，鼻梁断绝，鼻腔已坏，探刺到他的鼻孔，不打喷，臂肘和膝部……两脚不能正常行走，有溃烂一处，手上没有汗毛，叫他呼喊，其声嘶哑，是麻风病。"

(2) 对患麻风病罪犯的处理。

疠者有罪，定杀。定杀何如？生定杀水中之谓也。或曰生埋，生埋之异事也。(《法律答问》121)

意思是麻风病人犯罪应定杀。何谓"定杀"？就是将活人投入水中淹死。有的认为是活埋，但活埋与律意不合。

(3) 麻风病隔离所。

甲有完城旦罪，未断。今甲疠，问甲何以论？当迁疠所处之；或曰当迁迁所定杀。(《法律答问》122)

城旦、鬼薪疠，何论？当迁疠迁所。(《法律答问》123)

条文明确当时有专门的麻风病隔离所，当有罪的城旦、鬼薪患了麻风病就要迁往隔离所隔离起来，而患了麻风病的人不在隔离所而在外犯罪，则会被投入水中杀死，这充分反映了当时认为对待麻风病人最为重要的措施是隔离。

据《山海经・西山经》所载"食之已疠"，可见疠病由来已久。《黄帝内经・素问・风论篇四十二》载："疠者，有荣气热胕，其气不清，故使其鼻柱坏而色败，皮肤疡溃，风寒客于脉而不去，名曰疠风。"《诸病源候论(卷一)・恶风须眉堕落候》载："夫风者……面色败，皮肤坏，鼻柱坏，须眉落。"甘肃武威汉代医简还记录有专治疠风的"大风方"。如86乙载："恶病大风者，宜雄黄丹砂散。雄黄丹砂散方：雄黄、丹沙、礜石、磁石、玄石、消石、长口、人参，□捣之各异……猪肉、鱼辛，卅日知，六十日愈。□皆落，堕皆生，□□虽折能复起，不仁皆仁。"简文指出用该方药治疗时要禁食猪肉、鱼类及辛辣食物，三十日见效、六十日痊愈，脱落的眉毛会长出，鼻骨即使断折也能长好，肢体麻木的都能恢复知觉。在后世三国吴简中也有关于麻风病的记录。如"阿父胡年六十八，风病。"(1－9387)"父公乘偅年八十一，癞病。"(2－1647)而关于五色石方，一般认为是道术方，为长寿升仙的目的。在西汉南越王墓、咸阳汉墓、河南交口汉墓均有装有五色石的药罐瓶出土。《抱朴子・内篇・金丹》载："五石者：丹砂、雄黄、白礜、曾青、磁石。”孙思邈的《五石更生散方》指出五石为“紫石英、白石英、赤石脂、石钟乳、石硫磺”。这些说明从战国直至汉代作为长寿祛病的道术五石方仍较盛行。

## (四) 疾病预后与问病宜忌

### 1. 疾病预后

有疾，不死。(甲 185)
盈日，有疾，难起。(甲 16 正贰)
五月辰，疾丧。(乙 107 下)
十一月戌，疾丧。(乙 113 下)
卯，南吉，西得，北凶，东见疾不死，吉。(甲 139 正壹)
巳，南吉，南吉，西得，北凶，东见疾死。(甲 137 正贰)

关于疾病预后，简文提出有“吉、凶”“生、死”“难起”“疾丧”等的预后判断。

### 2. 问病宜忌

凡酉、午、巳、寅以问病者，必代病。(甲 188 壹、乙 247)
辛亥、辛卯、壬午，不可以宁人及问疾，人必反代之。(乙 305 叁)
辛卯、壬午，不可以宁人，人反宁之。(乙 192 贰)
凡酉、午、巳、寅、辛亥、辛卯问病者，代之。(乙 193 贰)

第一句的意思是，凡是在酉日、午日、巳日、寅日去看望问候病人的人，必定染上与病人相同的病。此句与第四句意义相当，所谓“代病”是指代替所看望的病人生病，却未必一定染上相同的病。孔家坡汉简载：“辛亥、辛丑、壬午不可以宁人及问疾，人必反代之。利以贺人，人必反贺之，此报日也。”(305—306 叁)又如江陵岳山秦牍 M36：44 载：“□以辛亥、卯、壬午问病□。以宁人，人必宁之；以贺人，人必贺之□。寅、卯，不可问病者，问之必病。”所以当时人们认为看望患者是有日期时辰的讲究的。

## （五）医者诊病与治疗

1. 诊病

令令史某诊丙，不病。（《封诊式》39）

其非疾死者，以其诊书告官论之。（《厩苑律》16）

“不病”指没有生病。从简文看，当时已有专业的医师对患者出具医疗文书并负责保存文书。

2. 饮药

除日，臣妾亡，不得。有瘅病，不死。利……饮药。（甲 15 正贰）

3. 灸法

以刃夬二所，应痏。襦背及中衽□污血……男子丁壮，皙色，长七尺一寸，发长二尺；其腹有久故瘢二所。（《封诊式》55—63）

“久故瘢”指艾灸之后留下的疤痕，说明当时灸法作为中医的一种治疗方法已是十分普及[①]。长沙马王堆汉墓简帛《五十二病方》213 条载：“癫者及股痈、鼠腹者，灸中指爪二壮，必瘳。”即癫者、股痈、鼠腹患者，在中指爪用灸法二壮，疾病可以治愈。在武威汉代医简中有专门的治疗因为灸法而引起的皮肤灼伤的外敷药方。如 87 甲载：“治痂及灸疮及马胺方：取陈骆酥一升，附子廿枚，蜀椒一升，干当归二两，皆㕮咀之，以骆酥煎之，三沸，药取以敷之，良甚。”

4. 祝由治病

（1）悲伤过度祝由法。

人有思哀也弗忘，取丘下之秀完其叶二七，东北向茹之乃卧，则止矣。

① 白於蓝. 简帛古书通假字大系[M]. 福州：福建人民出版，2017：85.

（甲63—64背壹）

意思是有人悲伤不止，取土丘下完整草叶十四片，面向东北吃完后睡下，悲伤即可停止。丘陵之地易生鬼，故要去丘陵下的草叶来克丘陵之鬼。睡虎地《日书》甲种诘咎就有丘鬼之说。如："人无故鬼借其宫，是是丘鬼。取故丘之土，以为伪人犬，置墙上，五步一人一犬，环其宫，鬼来扬灰击箕以噪之，则止。"（甲29—31背壹）

（2）对抑郁狂躁症的巫术心理治疗。

女子不狂痴，歌以生商，是阳鬼乐从之，以北向之□辨二七，燔，以灰□食食之，鬼去。（甲47—48背贰）

人无故而忧也。为桃梗而暋之，以癸日日入投之道，遽曰："某。免於忧矣。"（甲54—55背贰）

意思是女子有抑郁狂躁病，是阳鬼在跟随她，要取北面山坡的十四片花瓣烧成灰给它吃，鬼就会离去；人无故而内心忧虑，用桃木制成偶人，让患者抚摩它（目的是将患者忧郁症转移到桃木偶人上）。选择癸日日落时分将偶人扔到大路上，并祈祷说："某，你的病痊愈了。"桃偶人是用作转嫁患者疾病的载体①。《本草纲目·果部》卷第二十九引《典术》云：桃味辛气恶，故能厌压邪气，制百鬼。这种抑郁狂躁病在古代也是一种常见的疾病，如三国吴简中也有较多记录："子男春年廿七，苦狂病。"（1－9744）"望女弟进年十四，苦癫狂病。"（1－5537）"□子女年廿三，苦癫病。"（1－9488）当然，这里的"狂""癫狂"也有可能指的是癫痫病。

（3）噩梦及其禳除。

人有恶梦，觉，乃释发西北面坐，祷之曰："皋！敢告尔，某有恶梦，走归之所。强饮强食，赐某大福，非钱乃布，非茧乃絮。"则止矣。（甲13—14背壹）

凡人有恶梦，觉而释之，西北向释发而呬，祝曰："皋！敢告尔宛奇，某有恶梦，走来宛奇之所。强饮食，赐某大福，不钱则布，不茧则絮。"（乙194—195壹）

"皋"为语气词，实施禹步巫术时的祝祷之辞，"呬"是道教吐纳术中六字诀之一，

① 吕亚虎．战国秦汉简帛文献所见巫术研究[M]．北京：科学出版社，2010：312．

《云七签》卷六一载："天师云：内气一，吐气有六，气道成乃可为吐气，六者：吹、呼、嘻、煦、嘘、呬皆出气也……嘘以散滞，呬以解热。""宛奇"也称伯奇，是专吃噩梦的神灵。《续汉书·仪礼志》有"伯奇食梦"的记录。敦煌本《白泽精怪图》载："人夜得恶梦，但起于舍，向东北被发祝曰：伯奇！伯奇！不饮酒食肉，常食高兴地，其恶梦归于伯奇，厌梦息，兴大福。如此七咒，无咎也。"（伯6282）"走归之所"与"其恶梦归于伯奇"义同，都是希望噩梦统统被食梦之神吃掉。"强饮强食"指希望食梦之神痛快地、狠狠地吃掉噩梦。

> 一室中卧者眯也，不可以居，是口鬼居之。取桃棓（甲24背叁）段四隅中央，以牡棘刀刊其宫墙，呼之曰："复疾，（甲25背叁）趋出。今日不出，以牡刀皮而衣。"则无殃矣。（甲26背叁）

眯：厌，指噩梦。桃棓：即桃木棒。牡棘刀：牡棘木做成的刀。简文意为：一室中睡觉的人常做噩梦，不能再居住。这是某鬼住在房屋中的缘故，用桃木做成的木棒敲打房屋的四角和中间，再用牡棘木做成的刀刮削房屋的墙壁，并喊道：快点滚，今天要是不出去，就用牡棘刀剥下你衣服。这样做后就不会有灾祸了。这种念咒语的驱邪方法在当时是运用极为普遍的。如长沙马王堆汉墓简帛《五十二病方》82—84条载被蝎子蜇伤后的治疗办法："唾之，喷：兄父产大山，而居是谷下……喙且贯而心。""父居蜀，母为凤鸟蓐，毋敢上下寻，凤贯而心。"即念咒语"凤鸟啄穿你的心"等来吓阻鬼神。

（4）禹步祭除。

> 行到邦门阃，禹步三，勉壹步，呼曰："皋，敢告曰：某行无咎，先为禹除道。"即五画地，掓其画中央土而怀之。（甲111—112背）
>
> 禹符，左行，置右，还，□□□□□□右还，曰：行邦，令行，投符地，禹步三，曰：皋，敢告□□□□□□□符，上车，毋顾。（乙111—112背）

关于禹步，《尸子广泽》载："禹于是疏河决江，十年不窥其家，生偏枯之病，步不相过，人称禹步。"《抱朴子·内篇·登涉》载："又禹步法：正立，右足在前，左足在后，次复前左足，次前右足，以左足从右足并，是一步也。次复前右足，次前左足，以右足从左足并，是二步也。次复前左足，次前右足，以左足从右足并，是三步也。如此，禹步之道毕矣。凡作天下百术，皆宜知禹步，不独此事也。"其中的步法似与睡虎地日书乙种记载的禹步相类似。

在放马滩、周家台秦简和《五十二病方》中均有行禹步禳除疾病的记载。如:“禹须臾,臾臾行,得。择日出邑门,禹步三,向北斗,质画地,视之曰:禹有直五横,令利行,行毋咎,为禹前除,得。”(放马滩甲66)“病者,禹步三。”(周家台335)“即令病心者南首卧,而左足践之二七。”(周家台337)“已齲方:见车,禹步三……某病齿齲,苟能令某齲已。”(周家台332)分别记录了对心病、齲齿患者行禹步祭除治疗的方法。又如长沙马王堆汉墓简帛《养生方》88条载:“一曰:行欲足毋者,南向,禹步三。”《五十二病方》59条载:“一方:湮汲一杯入奚蠡中,左承之,北向,向人,禹步三。问其名,即曰:某某年今。饮半杯曰:病已。徐去徐已。即覆奚蠡,去之。”

## (六)兽疾与兽医

### 1. 兽官

何谓“宫狡士”“外狡士”?皆主王犬者也。(《法律答问》189)

简文意为:什么叫“宫狡士”“外狡士”?都是管理秦王的狗的人。

### 2. 兽疾

及马一匹,骓牝右剽。(《封诊式》21)

简文意为:还有马一匹,系苍白杂色的母马,右眼有病[①]。

### 3. 马匹寄生虫处理

诸侯客来者,以火炎其衡轭。炎之何?当诸侯不治骚马,骚马虫皆丽衡轭鞅□辕□,是以炎之。(《法律答问》179)

简文意为:诸侯国有来客,用火熏其车上的衡轭。为什么要用火熏?倘如诸侯国不处治马身上的寄生虫,寄生虫都附着在车的衡轭和驾马的皮带上,所以要用火熏[②]。

---

① 夏利亚.睡虎地秦简文字集释[M].上海:上海交通大学出版社,2019:298.
② 夏利亚.睡虎地秦简文字集释[M].上海:上海交通大学出版社,2019:279.

4. 驯马良方

马禖祝曰："先牧日丙，马禖合神……主君苟屏詷马，驱其殃，去其不祥；令其口嗜荐𪗱𪗱、嗜饮律律，弗遏自退，弗驱自出；令其鼻能嗅香；令耳聪目明；令颈为身衡，脊为身刚，胁为身张，尾善驱虻，腹为百草囊，四足善行。主君勉饮勉食，吾岁不敢望。"（甲 157—160 背）

意思是祭祀马神要选良日，备办优厚祭品，祭祀者祈求马神祛除马的疾病和灾难，使马匹的主要身体部位达到理想的善马标准。

## （七）医学检验萌芽

1. 活体检验

爰书：某里士伍妻甲告曰："甲怀子六月矣，自昼与同里大女子丙斗，甲与丙相捽，丙债屏甲。里人公士丁救，别丙、甲。甲到室即病腹痛，自宵子变出。今甲裹把子来诣自告，告丙。"即令令史某往执丙。即诊婴儿男女、生发及保之状。又令隶妾数字者，诊甲前血出及痈状。又讯甲室人甲到室居处及腹痛子出状。丞乙爰书：令令史某、隶臣某诊甲所诣子，已前以布巾裹，如衃血状，大如手，不可知子。即置盎水中摇之，衃血子也。其头、身、臂、手指、股以下到足、足指类人，而不可知目、耳、鼻、男女。出水中又衃血状。其一式曰：令隶妾数字者某某诊甲，皆言甲前旁有干血，今尚血出而少，非朔事也。某尝怀子而变，其前及血出如甲。（《封诊式》84—90）

爰书：某里士伍之妻甲控告说："甲已怀孕六个月，昨日白昼和同里的大女子丙斗殴，甲和丙互相揪住头发，丙把甲摔倒。同里的公士丁来救，把丙、甲分开。甲到家就患腹痛，昨夜胎儿流产。现甲将胎儿包起，拿来自诉，并控告丙。"当即命令史某前往捉拿丙。随即检验婴儿性别、头发的生长和胎衣的情况。又命曾经多次生育的隶妾检验甲阴部的血和创伤情况。再讯问甲的家属甲到家后生活和腹痛流产的情况。丞乙爰书：命令史某、隶臣某检验甲送来的胎儿，已先用布巾包裹，形如凝血，有从指到肘节长短，不能辨出是胎儿。当即放在一水盆里摇荡，凝血确系胎儿。胎儿的头、身、臂、手指、大腿以下到脚、脚趾都已像人，但看不清眼睛、耳朵、鼻子和性别。从水中取出，又成为凝血的形状。另一程式是：命曾多次生育的隶妾某某检验甲，都说甲阴部旁边有干血，现仍少量出血，并非月经。某人曾怀孕流产，其阴部及出血情况与甲相同。

2. 尸体检验

爰书：某里典甲曰："里人士伍丙经死其室，不知故，来告。"即令令史某往诊。令史某爰书：与牢隶臣某即甲、丙妻、女诊丙。丙尸悬其室东内中北廦权，南向，以枲索大如大指，旋通系颈，旋终在项。索上终权，再周结索，余末袤二尺。头上去权二尺，足不傅地二寸，头背傅廦，舌出齐唇吻，下遗矢溺，污两却。解索，其口鼻气出喟然……诊必先谨审视其迹，当独抵尸所，即视索终，终所党有通迹，乃视舌出不出，头足去终所及地各几何，遗矢溺否也？乃解索，视口鼻喟然否也？及视索迹郁之状。道索终所试脱头；能脱，乃解其衣，尽视其身、头发中及篡。舌不出，口鼻不喟然，索迹不郁，索终急不能脱，□死难审也。即死久，口鼻或不能喟然者。自杀者必先有故，问其同居，以答其故。(《封诊式》63—72)

爰书：某里的里典甲说："本里人士伍丙在家中吊死，不知道是什么原因，前来报告。"当即命令史某前往检验，令史某爰书：本人和牢隶臣某随甲同丙的妻和女儿对丙进行检验，丙的尸体悬挂在其家东侧卧室北墙的房梁上，用拇指粗的麻绳做成绳套，束在头上，绳套的系束处在头后部，绳在房檐上，绕檐两周后打结，留下了绳头长二尺，尸体的头上距房檐二尺，脚离地面二寸，头和背贴墙，舌吐出与嘴唇齐，流出屎溺，玷污了两脚，解开绳索，尸体的口鼻有气排出，像叹息的样子，绳索在尸体上留下淤血的痕迹，只差头后两寸不到一圈，其他部位经检查没有兵刃、木棒、绳索的痕迹。房椽粗一围，长三尺，西距地上土台二尺，在土台上面可以悬挂绳索，地面坚硬，不能查知人的遗迹，绳长一丈，身穿络制的短衣和裙各一件，赤足，当即命甲和丙的女儿把丙的尸体运送县廷。检验时必须首先仔细观察痕迹，应独自到达尸体所在地点，观察束绳处，束绳处如有绳套的痕迹，然后看舌是否吐出，头脚离束绳处及地面各有多远，有没有流出屎尿。然后解下绳索，看口鼻内有无叹气的样子，并看绳索痕迹瘀血的情况，试验尸体的头能否从束在头上的绳中脱出，如能脱出，便剥下衣服，彻底验看全身，头发内以及会阴部，舌不吐出，口鼻有没有叹气的样子，绳的痕迹不淤血，绳索紧系颈上不能把头脱出，就不能确定是自缢，如果死去已久，口鼻也有不能像叹气的样子的，自杀的人必须先有原因，要询问他的同居，使他们回答其原因。

在现场勘验方面，一些案例详细记载了现场的方位、停四尸处与周围环境的关系，现场的血迹、足迹、手迹、工具痕迹、现场遗留的物证等，体现了当时刑事技术以及法医学的方法与水平①。

## （八）环境及饮水卫生

一室井血而腥臭，地虫斗于下，血上漏。以沙垫之，更为井，食之以喷，饮以霜露，三日乃能人矣。若不，三月食之若傅之，而非人也，必枯骨也。（甲53—55背叁）

简文意为：一户人家的井水变成血水且腥臭，这是地虫在地下相斗，血上涌造成的。用沙子填埋此井，然后再挖一口井，吃蒸米饭，喝霜露水，连续三天才能过正常人的生活。否则使用原来的井水三个月，就会被其殃及而变成枯骨。

庚申丁酉丁亥辛卯以除室，百虫弗居。（乙123）

有众虫袭人入室，是野火伪为虫。以人火应之，则已矣。（甲35背叁）

杀虫豸，断而能属者，渍以灰，则不属矣，（甲62背壹）

“野火”指野外自然引发的火，“人火”指人工引发的火。简文说若室内虫豸繁生，可以用人火来杀虫消毒，也可以用土灰喷杀。事实上，在战国简帛中类似的记载还有许多，如放马滩秦简中就有：

正月壬子，塞穴，鼠弗居。（甲71）

犬忌，癸未、酉，庚申、戌、巳，燔园中犬矢，犬弗居。（甲72）

凡可塞穴、置鼠路困日，虽十二月子，五月六月辛卯，皆可以为鼠。（甲73）

当时用烟熏、堵塞、水灌鼠穴和焚烧狗屎的方法来灭绝鼠犬之患，以防狂犬病、鼠疫的发生。据《医方类聚·诸虫门》载：“禳鼠日，每月辰日塞穴，鼠当自死。”“以黑犬血和蟹烧之，诸鼠悉去。”在长沙马王堆汉墓简帛《五十二病方》中针对“狂犬伤人、狂犬啮人、犬所啮”，共计有五种治疗方法，可见当时狂犬病也是较为常见的，并有了简单的

① 谢维扬，朱渊清．新出土文献与古代文明研究[M]．上海：上海大学出版社，2004：86.

治疗方法[1]。

睡虎地秦简日书与封诊式包含的涉医内容具有十分重要的医史研究学术价值，这些内容包括阴阳五行、五运占病、记录几十种疾病、问病宜忌、巫医祝由治病、疾病与预后、环境与饮水卫生、优生优育思想、对疫病及麻风病的管理、活体与尸体检验、饮药灸疗、兽官兽医等，内涵较为丰富。其中五运占病法较为完备，可视为五运六气学说的开端，特别是秦代对麻风病的认识以及麻风病隔离所“疠所”的创设，对传染性疫病的认识以及活体与尸体检验的程序与方法等，在当时来说其医学理念是较为先进的。

① 周一某，等. 马王堆医学文化[M]. 上海：文汇出版社，1994：61－67.

# 四　包山涉医楚简

包山楚简，1987年出土于湖北省荆门市包山二号战国楚墓，共有竹简400余枚。墓主人昭陀官至左尹，死亡年龄在35—40岁之间[①]。包山楚简疾病简共十余条，记录了昭陀患病时多位贞人运用多种方法为其占卜祈祷，其中有星占、干支占、五行占、阴阳八卦等占法，并运用攻解禳除祭法为左尹祛除病灾。

① 朱晓雪．包山楚简综述[M]．福州：福建人民出版社：2013：55．

许吉以宝家为左尹昭陀贞：以其下心而疾，少气，恒贞吉，甲寅之日病良瘥，有祟，太现琥。以其故说之。避琥，择良月良日归之，且为巫绷珮，速巫之；厌一羖于地主；赛祷行一白犬，归冠、带于二天子。（包山 218—219）

许吉用苞蓍为左尹昭陀占卜，这是八卦占法，而“太现琥”指太一之星与白虎星相遇，为凶兆，故要“避琥”，这是一种星占术[①]。贞人因昭陀心疾、少气为其运用八卦及星占术占卜，认为因太一之星与白虎星相遇是不祥之兆，故须选择良月良日用羖厌祭地主、白犬赛祷行神，冠、带献祭于二天子，方能缓解病情。

己酉之日，苛光以长恻为左尹昭陀贞：以其下心而疾，少气，恒贞吉，庚辛有间，病速瘥，不逗于枝阳，同说。（包山 220）

“庚辛有间”是一种天干地支占法，是用五行相胜法则来预测疾病的预后。贞人苛光占卜后认为：庚辛日病情好转，可以很快痊愈。天干地支占法在秦楚简帛中是比较常见的，特别是睡虎地秦简中记述较为详尽。如睡虎地秦简载：“庚辛有疾，外鬼殇死为祟，得之犬肉、鲜卵白色。甲乙病，丙有间，丁酢，若不酢，烦居西方，岁在西方，其人白色死金日。”（乙 184）因甲乙属木、丙丁属火、戊己属土、庚辛属金，故贞人常用五行相胜法则来占卜预后吉凶。望山楚简中也有类似的疾病占法，如：“丙、丁有瘳。”（望山 66）“己未有间，辛、壬瘥。”（望山 67）“壬、癸大有瘳。”（望山 69）

巩羌以少宝为左尹昭陀贞：既有病，病心疾，少气，不纳食，爨月几中尚毋有恙。巩羌占之，恒贞吉，有祟，现亲王父、殇，以其故说之。举祷特牛，馈之，殇因其常生。巩羌占之曰：吉。（包山 221—222）

睡虎地秦简也有类似记载：“丙丁有疾，王父为祟。”（甲 71 正贰）“庚辛有疾，外鬼殇死为祟。”（甲 75 正贰）简文中的“有祟，现亲王父、殇”，指亲王父及外鬼殇在同时作祟。左尹昭陀患心疾，少气，不纳食，贞人占卜后认为是亲王父及外鬼殇在同时作祟，故要进献公牛以祭祀鬼神，这样就会吉利。

屈宜习之，以彤莟为左尹昭陀贞：既有病，少气，不纳食，尚有恙。占之，恒贞吉，有祟见。举巩羌之说。屈宜占之曰：吉。（包山 223）

---

① 朱晓雪. 包山楚简综述[M]. 福州：福建人民出版社，2013：588.

苛光以长恻为左尹陀贞：病腹疾，以少气，尚毋有咎。占之：贞吉，少未已。以其故说之。厌于野地主一羖，宫地主一羖；赛于行一白犬，酒食。占之曰：吉。荆夷且见王。（包山 207—208）

“长恻”“彤茖”“少宝”“宝家”等均为贞人卜筮之物。“少气”，《黄帝内经·素问·气交变大论篇》王冰注：“少气谓气少不足以息也。”简文中左尹昭陀患的主要为消化系统疾病，故贞人多次卜问病情预后献祭公羊给地主、赛祭白犬酒食给路神。而此时左尹昭陀病情尚非晚期，故最终占卜结果为吉利。

盐吉以宝家为左尹昭陀贞：既腹心疾，以上气，不甘食，久不瘥，尚速瘥？毋有祟？占之：恒贞吉。疾难瘥，毋有祟。以其故说之。举祷太一獉，后土、司命各一牂；举祷大水一獉，二天子各一牂；危山一羖。举祷楚先老僮、祝融、毓熊各两羖；享祭筑之高丘、下丘，各一豢，使左尹陀践复处。使攻解于岁。盬吉占之曰：吉。（包山 236—238）

老僮、祝融、穴熊为楚之先祖，也称作“三楚先”。如葛陵楚简：“夏夕之月，己丑之日，以君不怿之故，就祷三楚先屯一，缨之兆玉，壬辰之日祷之。”（乙-17）从简帛所反映的左尹昭陀的症状来看，估计是心脏疾患，心衰的可能性较大，并伴有“病腹疾、不纳食”等胃肠功能紊乱的症状。

陈乙以共命为左尹昭陀贞：既腹心疾，以上气，不甘食，久不瘥，尚速瘥？毋有祟？占之：恒贞吉。疾变，有续，迟瘥。以其故说之。举祷五山各一羖；举祷昭王特牛，馈之……使攻解于诅与兵死……陈乙占之曰：吉。（包山 239—241）

在包山 239 条中出现过卦象“无妄”与“颐”卦，无妄卦谓左尹有不测之病灾，占得颐卦是说若疾病得到颐养则可康复，故“陈乙占之曰：吉”，这是阴阳八卦占法的具体运用[1]。在葛陵楚简疾病占中也出现师卦、坤卦，可见楚人巫师既继承了商人的卜骨占，也继承了周人的卜筮八卦占。

观绷以长灵为左尹昭陀贞：既腹心疾，以上气，不甘食，久不瘥，尚速

① 朱晓雪．包山楚简综述[M]．福州：福建人民出版社，2013：817.

瘥？毋有祟？占之：恒贞吉。病迟瘥，以其故说之……观绷占之曰：吉。(包山 242—244)

五生以承德以为左尹陀贞：既腹心疾，以上气，不甘食，久不瘥，尚速瘥？毋有祟？占之：恒贞吉。疾变，病窔，以其故说之。举祷荆王，自熊鹿以就武王，五牛、五豕。使攻解于水上与溺人。五生占之曰：吉。(包山 245—246)

许吉以驳灵为左尹昭陀贞：既腹心疾，以上气，不甘食，久不瘥，尚速瘥？毋有祟？占之：恒贞吉。病有续。以其故说之。举祷大水一牺马；举祷部公子春、司马子音、蔡公子家、各特豢，馈之；举祷社一豚，使攻解日月与不辜。许吉占之曰：吉。(包山 247—248)

“攻解”为祓禳之祭，“不辜”为冤杀者，“兵死”为战死者，“溺人”为淹死者，均为强死的厉鬼。以上“陈乙以共命……”“五生以承德……”“许吉以驳灵……”三条均为祓禳之祭，祭祀于不辜、兵死、溺人等强死的厉鬼，以助邵陀祛除病灾。但其症状“既腹心疾，以上气，不甘食，久不瘥”，说明病情较前越发严重，且久病不愈。

观义以宝家为左尹昭陀贞：以其有瘇病，上气，尚毋死？义占之：恒贞不死。有祟，见于绝无后者与渐木立，以其故说之。举祷于绝无后者各肥豚，馈之；命攻解于渐木立，且徙其处而树之，尚吉。不知其州名。(包山 249—250)

“上气”指逆喘。“渐木立”是木制的祖位，指人将死时最后要祭祀的一个神。这种木制的祖位，可参见包山 M2 出土的五祀木牌位。从简文看左尹昭陀疾病渐渐加重，从腹心疾、上气、不纳食，发展到“有瘇病”，也即头面四肢浮肿[①]。包山楚简疾病贞记录了当时多位巫师运用八卦、干支、星占等多种占卜工具为楚大夫左尹昭陀卜筮巫祈祷，但他终因心脏、胃肠功能衰竭，在本次占卜后不久便去世了。

① 朱晓雪. 包山楚简综述[M]. 福州：福建人民出版社，2013：617.

# 五 望山涉医楚简

望山楚简包含两部分：望山1号墓竹简和2号墓楚简，分别于1965年和1966年出土于湖北江陵望山1号和2号楚墓。1号楚墓主人为楚悼王曾孙悼固，死亡时年龄接近三十岁[①]。

① 武汉大学简帛研究中心.楚地出土战国简册合集(四)[M].北京：文物出版，2019：2.

### （一）心闷

爨月丙辰之日，邓遣以小筹为悼固贞：既痤，以闷心，不纳食，尚毋为大尤。占之：恒贞吉。（望山 9）

“闷心”指胸闷，心前区憋闷的症状。

### （二）心悸

陧豹以宝家为悼固贞：既痤，以心悄然，不可以复思迁身韦。（望山 13）

“心悄然”指心悸、心动过速[①]。

### （三）气急

归豹以宝室为悼固贞：既心闷以塞，善欠。（望山 17）

“心闷以塞”指胸闷心悸气塞。“善欠”指气急[②]。望山简的“欠”“聚欠”均指气急、突然气急。

### （四）胸胁疾

以不能食，以心闷，以欠，胸胁疾。（望山 37）

“胸胁疾”或指胸胁部位隐痛胀满不适。

### （五）足骨疾

以心闷，不能食，以聚欠，足骨疾。（望山 338）

---

① 武汉大学简帛研究中心. 楚地出土战国简册合集（四）[M]. 北京：文物出版，2019：22.
② 武汉大学简帛研究中心. 楚地出土战国简册合集（四）[M]. 北京：文物出版，2019：22.

聚欠，足骨疾，尚毋死。占之：恒贞吉。（望山 39）

“足骨疾”指足部骨痛病症，但不知究竟是何病证。

## （六）头痛

首疾，尚毋死。（望山 41）
首疾。（望山 42）

“首疾”指头痛。

## （七）不纳食

爨月丙辰之日，邓遣以小筹为悼固贞：既痤，以闷心，不纳食，尚毋为大尤。占之：恒贞吉。（望山 9）
以心闷，不能食，以聚欠，足骨疾。（望山 338）

“不纳食”“不能食”均指饮食不利，不思饮食。

## （八）疾病预后

丙、丁有瘳。（望山 66）
己未有间，辛、壬瘥。（望山 67）
壬、癸大有瘳。（望山 69）
速瘥，毋以其故有咎。占之：恒贞吉。疾少迟瘥。（望山 44—45）

贞人因其疾病多次为其占卜，关于预后描写有迟瘥、速瘥、有间、有廖、不死，主要贞问疾病会否痊愈、会不会死等。从望山疾病简来看，望山墓主人悼固所患主要疾病是胸闷心悸气急，且伴有头痛（首疾）、不纳食、足骨疾等，最后应该是死于心肺功能衰竭。其疾病特征、死亡病因与葛陵楚墓主人平夜君成有相似之处。

## （九）祭祀祛病

有续，迟瘥，以其故说之。（望山 62）

“说”是指为解除忧患而进行的祭祷，是将发生的灾祸向鬼神祈说。《周礼·春官大祝》载：“掌六祈以同鬼神示……五曰攻，六曰说。”简文是说悼固疾病迁延不能痊愈，要向鬼神祈说以祛除疾病。

## （十）四方五行

> 北方有祟。（望山 76）
>
> 南方有祟与青帝见。（望山 77）

此为四方五行与五帝相配法的具体体现[①]。而包山简与葛陵简也有类似的记录，如“思攻祝归珮玉冠带于南方”（包山 231），“祈福于北方”（葛陵甲一 11），“以其故说之，塞祷于北方。”（葛陵乙三 61）“甲戌与乙亥祷楚先与五山，庚午之夕内斋。”（葛陵甲三 134、108）“旧丘，是日就祷五祀。”（葛陵零 282）均为运用四方五行法则祭祀神灵以求祛病消灾的祭祀。从望山楚简来看，其中的涉医内容也较少，只是反映贞人为悼固的疾病进行占卜，也仅有少量疾病预后、四方五行等方面的资料。

---

① 武汉大学简帛研究中心．楚地出土战国简册合集（四）[M]．北京：文物出版，2019：30.

# 六 葛陵涉医楚简

葛陵楚简，1994 年 8 月 16 日发掘于河南省新蔡葛陵故城楚墓，数量达 1 500 余枚。平夜君指墓主平夜君成，为楚封君，是平夜文君之子、楚昭王之孙，死亡年龄在 35—40 岁之间[1]。

① 宋华强. 新蔡葛陵楚简初探[M]. 武汉：武汉大学出版社，2010：76.

## （一）髂骨病变

为平夜君贞：既心闷，肤胀，以髂骸体疾。卜巫为功。（甲三 189）

“髂骸体疾”指髂骨疾患，与考古发掘发现的墓中男性骨架髂骨病变的部位相吻合[①]。葛陵楚简又载：“疾骨、胀腹、肤疾。自夏夕之月以至冬夕之月，尽七月尚毋有大咎。”（乙一 31、25）其中的“疾骨”也指骨关节疾病，佐证了“髂骸体疾”为平夜君成髂骨病变的可能[②]。

## （二）胸痹心痛

叶小司马陈无衍以白灵为君坪夜君贞：既心疾，以合于背，且心闷。（甲三 233、190）

从本条简文所反映的症状看，其胸闷、心痛、痛引肩背的症状类似于中医胸痹心痛证，也即西医的冠心病心绞痛。《黄帝内经·素问·脏气法时论》载：“心病者，胸中痛，胁支满，胁下痛，膺背肩甲间痛，谅臂内痛。”《黄帝内经·素问·举痛论》载：“心痛者脉不通，烦则心下鼓，暴上气而喘。”均指出了胸痹心痛的发病特点。葛陵楚简类似的简文还有：

贞：既背膺疾，以胛疾，以心闷，为集岁贞。（甲三 100、零 135）
为君贞：背膺疾，肤胀心闷，卒岁或之夏栾之月。（零 221、甲三 210）
胁疾，以心闷，尚毋死？（甲三 131）

在同时期的湖北江陵天星观一号楚墓，其墓主邸阳君番胜也有类似的病症，如：“既背膺疾，以心闷，尚毋有咎？”（江陵天星观楚简 12）“既沧然，戚戚然，不欲食。”（江陵天星观楚简 10）看起来两位墓主人有着相似的病症。而因病痛长期困扰，且将危及生命，故平夜君成亲自祈祷，祈望病痛早日痊愈。如：“尚除去小臣成之背膺闷心之疾，背膺闷心之疾速瘳速瘥，翼日癸丑小臣成敢不……”（葛陵零 106，甲三 22、59）

---

① 武汉大学简帛研究中心. 楚地出土战国简册合集(二)[M]. 北京：文物出版社，2013：79.
② 宋华强. 新蔡葛陵楚简初探[M]. 武汉：武汉大学出版社，2010：132－133.

## （三）疥疮

疥不出，今也豊出，而不良有间。（甲二 28）

心闷，且疥不出，以有告，尚速出，毋为尤。嘉占之曰：恒贞吉，小迟。（甲三 198、199－2）

既心闷，以疾且胀，疥不出。（甲三 291－1）

“疥不出”言疥疾长期困扰、不能离去，又因疥疾反复，贞问是否要移居他处，以求疾病缓解。如：“或为君贞：以其不安于是处也，亟徙去。”（甲三 132、130）“且君必徙处安善。”（甲二 19—20）均为贞问平夜君成生了疥疮，是否要迁徙到别处才会安好①。

## （四）浮肿

夏与良志以陵尹怿之甫卑髀为君贞：背膺疾，以肤胀，心闷，卒岁或至。（零 584，甲三 266、277）

为君贞：背、膺疾，以肤胀，心闷，卒岁或至夏夕之月。（零 221，甲三 210）

肤胀，肤疾，以闷心，卒岁或至来岁之夏夕。（零 306，甲三 248）

为平夜君贞：有疾，尚速瘥？定占之：恒贞无咎，疾速瘥，有续。以疾骨、肤胀，肤疾。字夏夕之月至冬夕之月，尽七月尚毋有大咎。（乙一 31、25）

肤胀，《灵枢・水胀》载：“肤胀者，腹大，身尽肿。”如果胸痹心痛气短合并身体浮肿，则很可能平夜君成合并出现右心功能衰竭，最终死于心肺功能衰竭。

## （五）气短

虐疾，以心闷，尚毋死。（甲三 131）

“虐疾”指气短②。简文指平夜君成胸闷气急病情加重，卜问是否会死。可见病情

---

① 宋华强. 新蔡葛陵楚简初探[M]. 武汉：武汉大学出版社，2010：78.
② 宋华强. 新蔡葛陵楚简初探[M]. 武汉：武汉大学出版社，2010：321.

较为严重。

### (六) 四肢拘挛

女子之䇆,有痀疾作,不为忧?(零 204)

痀,《说文》载:"痀,曲脊也。"或指四肢拘挛之证[①]。此条简文不是记录平夜君成的疾病。

### (七) 肩背疼痛

龙灵为君贞:以其肩背疾。(乙四 61)

肩背疼痛也是当时的较为常见疾病,如老官山汉简《诊治论篇》69、83 条载:"□气夏发夹□石太阴,则秋不肩背痛;秋发其腧,石太阳,则冬不筋骨痛,四肢不困,此四时之胜也。"指出夏季石发太阴脉及其腧穴则秋季不会肩背痛;秋季石发太阳脉及其腧穴则冬季不会筋骨痛,四肢不会困乏。这些是早期预防医学"治未病"思想的体现,也是早期针灸石发法治疗肩背痛、筋骨痛等的具体运用。

### (八) 预后判断

(1) 迟瘥与速瘥。

毋有咎。占之曰:恒贞吉,小迟,无瘳。至癸卯之日安良瘥。其祟与龟。(乙四 84,甲三 39)

背膺闷心之疾,背膺闷心之疾,速瘳速瘥。翌日癸丑,小迟。(甲三 22、59)

迟蠲瘥,有祟,以其故说之,塞祷。(甲三 265)

苟使坪夜君城速瘳速瘥,敢不□速赛之?(零 87、570、300、85、593)

"蠲瘥"与"瘳"均为痊愈之义。"迟"与"速"相对而言,前者指疾病还要迁延一段时间,后者指疾病可以马上痊愈。"小迟,无瘳。"即是指疾病会迁延一段时间,不会痊愈。

① 武汉大学简帛研究中心. 楚地出土战国简册合集(二)[M]. 北京:文物出版社,2013:67.

（2）疾瘥与难瘥。

占之曰：吉。尽八月疾瘥。（甲二25）

占之曰：甚吉。未尽八月疾必瘥。（甲三160）

以君不怿病之故，祝已？（零209）

至癸卯之日安良瘥，其祟与龟。（甲三39）

□以畐鞞为平夜君："既有疾，尚速瘥？毋有咎？"占之："难瘥。"以其故说之，举□。（零311，甲三194，乙四3）

"疾瘥"与"难瘥"相对而言，前者指疾病会痊愈，后者指疾病难以痊愈。"疾必瘥""良瘥"意思相近，是说疾病可以痊愈。

## （九）祭祀祛病

祈福于司祸、司差、司佗各一牂。（乙三5）

《方言》载："差、间、知，愈也。南楚病愈者谓之差……或谓之瘳。"司差为主管疫病或病愈的天神①。平夜君成疾病严重，巫师为其占卜，并用三岁小羊献祭掌管疾病的天神，以期疾病得以康复。但从最终结果看，墓主平夜君成因心衰、浮肿、疥疮、骨关节疾病、多种并发症而不治身亡。

迟蠲瘥，有祟，以其故说之，塞祷。（甲三265）

以其故说之，塞祷于北方。（乙三61）

"说"是指为解除忧患而进行的祭祷，是将发生的灾祸向鬼神祈说。《周礼·春官大祝》载："掌六祈以同鬼神示……五曰攻，六曰说。"简文是说平夜君成疾病不能痊愈，是有鬼神作祟，要向鬼神祈说并进行酬报神灵的祭礼即"塞祷"。

## （十）八卦占病

未良瘥。（师卦、坤卦）或为君贞：以其不良蠲瘳之故，尚毋有祟。仓占

① 晏昌贵. 巫鬼与淫祀：楚简所见方术宗教考[M]. 武汉：武汉大学出版社，2010：112.

之。(甲三 184-2、185、222)

心闷,且疥不出,以有病,尚速出,毋为忧?嘉占之曰:恒贞吉,少迟出。(大过卦、旅卦)或为君贞,以其迟出之故,尚毋有祟?嘉占之曰:无亟祟。(泰卦、观卦)或为君贞,以其无亟祟之故。(甲三 112)

从葛陵楚简看,出现过师卦、坤卦、大过、旅、泰、观等六卦,说明当时巫医为平夜君成占卜祈祷运用了多种方法,其中也包括八卦占法。包山楚简 239 条疾病贞也出现过无妄与颐卦,说明当时卜师仍然延承周代八卦运用六十四卦象占卜疾病吉凶。而葛陵涉医楚简主要是记录墓主人平夜君成的多种疾病,这些疾病主要是胸闷、气急、浮肿、心痛痛引肩背、髂骨病变、疥疮,并对其疾病预后反复贞卜祈祷,祭祀祛病,内容较为简单。

# 七　周家台涉医秦简

1993年，湖北省荆州市沙市区关沮乡清河村周家台30号秦墓共出土竹简381枚、木牍1枚，简牍内容包含历谱、日书和病方三部分。下面从阴阳与五行、疾病与治疗、生育与养生防病等方面对周家台简牍涉医内容进行较为全面的梳理，并与秦楚汉涉医简牍做比对研究，揭示周家台简牍记录疾病十余种，植物、动物、矿物类药物三十余种，治疗有汤、散、丸、酒等剂型及热饮法、外涂按摩法、熏洗法、汗法、塞鼻、热敷等治法，巫术疗法有禹步、午画地、禁咒、生子占、五子占、星占术等，涉医内容较为丰富。

## (一) 阴阳与五行

### 1. 阴阳

人所恒吹者,上橐莫以丸礜,大如蝙蝠矢而干之。即发,以醯四分升一饮之。男子饮七,女子饮二七。(321—322)

瘕者,燔剑若有方之端,淬之醇酒中。女子二七,男子七以饮之,已。(323)

(已龋方)其一曰:以米亦可。男子以米七,女子以米二七。(331)

即取守宫二七……和合药□□饮食,即女子瘙已。(378)

“七”是阳数、“二七”是阴数,男子服饮用阳数,女子服饮用阴数,这是阴阳术数在巫祝治病上的早期运用。葛洪《肘后备急方》卷二载“断温病令不相染”方说:“取小豆,新布囊储之,置井中三日出,举家男服七枚、女服二七枚。”《齐民要术》卷二引《杂五行书》所载避瘟方曰:“正月七日,七月七日,男吞赤小豆七颗,女吞十四枚,竟年无病,令疫病不相染。”上述医方所治疾病虽然不同,但均强调男以“七”为量,女以“二七”为量的用药标准,说明在我国古代医方和巫术禁咒疗法中阴阳术数的运用十分广泛。在长沙马王堆汉墓简帛《五十二病方》中治疗“疣病”“漆病”时也有类似运用:

以月晦日日下晡时,取块大如鸡卵者,男子七,女子二七。先以块置室后,令南北列,以晦往之块所,禹步三,道南方始。取块言曰:“今日月晦,磨疣北。”块一磨□。已磨,置块其所,去勿顾。磨大者。(107)

祝疣,以月晦日之室北,磨疣,男子七,女子二七,曰:“今日月晦,磨疣室北。”不出一月疣已。(111)

(漆病)祝曰:“帝有五兵,尔亡。不亡,卸刀为装。”即唾之,男子七,女子二七。(381)

### 2. 五行

甲乙木,丙丁火,戊己土,庚辛金,壬癸水。(259)

有行而急,不得须良日,东行越木,南行越火,西行越金,北行越水,毋须良日可也。(363)

周家台简文明确将十天干、东南西北方位与木火土金水五行配对，且指出在有急事需出行时可以用五行替代仪式，这样就无须等待良日再出行了。周家台 30 号秦墓《日书》中线图①有五行五子占（见图 7-1）："甲子其下有白衣之聚，黔首疢疾；丙子其下有旱；戊子其下有大败；庚子其下有兴（兵）；壬子其下有水。"

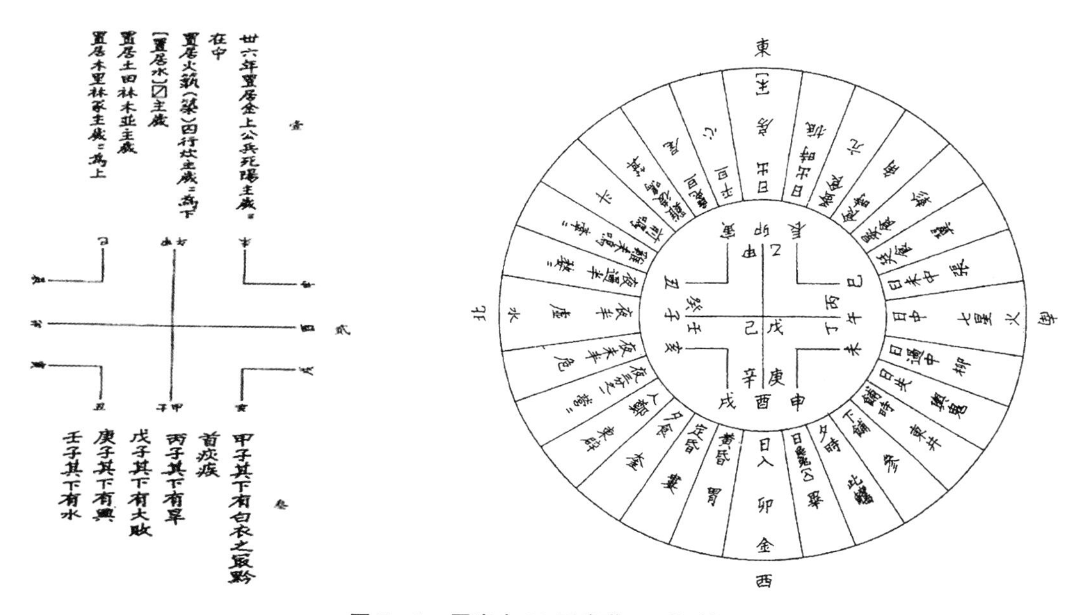

图 7-1 周家台 30 号秦墓《日书》线图

《管子·五行篇》把一年五分成七十二天，甲子日起木用事、丙子日起火用事、戊子日起土用事、庚子日起金用事、壬子日起水用事②，形成五行与五子的对应关系。而简文"甲子""丙子""戊子""庚子""壬子"之下，分别是"疢疾""有旱""有大败""有兴（兵）""有水"，这种五子占法，与《史记·天官书》所记相似。

周家台 30 号秦墓《日书》中线图还画有始皇三十六年（公元前 211 年）的地支神位图，十二地支按顺时针方向旋转，占据十二角。傍于其侧的文字解释是："卅六年，置居金，上公、兵死、殇主岁。岁在中。置居火，筑囚、行、炊主岁，岁为下。［置居水］□主岁。置居土，田社、木并主岁。置居木，里社、冢主岁，岁为上。"

《礼记·月令》曾将五祀分置于四季之中，分别与五行相对应，与周家台简文中的五行对五祀比较相似，说明两者有一脉相承的渊源关系③。

① 湖北省荆州市周梁玉桥遗址博物馆. 关沮秦汉墓简牍[M]. 北京：中华书局，2001：107，124.

② 刘彬. 早期阴阳家与"卦气"说考索[J]. 管子学刊，2004(2)：68.

③ 黄儒宣.《日书》图像研究[M]. 上海：中西书局，2013：35-43.

## (二)疾病与治疗

1. 肠辟

取肥牛胆盛黑菽中,盛之而系,悬阴所,干。用之,取十余菽置粥中而饮之,已肠辟。不已,复益饮之。粥足以入之肠。(309—310)

"肠辟"即痢疾。《医宗金鉴》载:"肠辟,滞下古痢名。"上方有药二味牛胆与黑菽。《本草纲目》载,牛胆"气味苦,大寒,无毒……止下痢"。黑菽即黑豆,具有解毒功效。《本草纲目》载:"黑大豆……治下痢脐痛。"简文意为:将黑豆放在牛胆中阴干,治疗痢疾时用米粥送服黑豆,疗效不佳要重复服用,且需用足量的米粥才能将药物送达肠中的病所。

2. 温病

温病不汗者,以淳酒渍布,饮之。(311)

"温病"为感受四时温邪所致急性发热性疾病的总称。《黄帝内经·素问·阴阳应象大论》云:"冬伤于寒,春必病温。"简文意为:用浓度高的酒浸布块来喝,可以治疗得温病不出汗的病人。"渍布法"在马王堆古医书中屡有使用,如治疗疝气:"一方:渍女子布,以汁烹肉,食之,歠其汁。"(《五十二病方》201)即用浸泡妇女月经布的水煮肉,患者将肉吃掉、汁喝尽。张家山脉书简 14、15 条载:"头、身痛,汗不出而渴,为温。"又武威医简 6—7 条载:"伤寒,治以逐风,可与附子蜀椒散,附子三分、蜀椒三分、泽泻五分、乌头三分、细辛五分、术五分,凡六物皆冶合,方寸匕,酒饮、日三饮。"可见当时温病、伤寒并无区别,温病属于广义伤寒范畴,且治疗均以酒发汗散寒为主,正如《黄帝内经·素问·热论篇》记载的那样:"今夫热病者,皆伤寒之类也。"又《黄帝内经·素问·玉机真藏论篇》载:"是故风者百病之长也,今风寒客于人,使人毫毛毕直,皮肤闭而为热,当是之时,可汗而发也。"指出了风寒侵犯人体,使人腠理紧闭,有发热症状,可用发汗方法加以治疗。在简帛中热病有时也写作"疢"。长沙马王堆汉墓简帛《天文气象杂占篇》载:"甚星,致兵、疢多,恐败而卒战果"(4/274),指甚星预示战争和热病增多,战前唯恐失败而最终却能战胜。在图 7-1 中也有"黔首疢疾"的描写,其与《天文气象杂占篇》一致,均为星占术的结果。

3. 气癃

取车前草实，以三指撮，入酒若粥中，饮之，下气。(312)

“车前草实”即车前子，《本草经集注》载：“车前子：味甘、咸，寒，无毒。主治气癃，止痛，利水道小便，除湿痹……止烦，下气，除小虫。”[①]气淋为诸淋之一，又名气癃，是指以小腹胀满、小便艰涩疼痛、尿后余沥不尽为主要表现的淋证。这里的“下气”指用酒或粥送服三指撮剂量的车前子，可使小便通畅，消除小腹胀满、心胸烦热之气癃症。癃病在简帛中屡有记录，如阜阳汉简《万物》W002条载：“已癃以石苇与燕矢也。”而武威汉代医简9—10条则有更详尽的描写：“治诸癃：石癃出石，血癃出血，膏癃出膏，泔癃出泔。此五癃皆同药治之，术、姜、瞿麦各六分，菟丝实、滑石各七分，桂半分，凡六物，皆冶，合。以方寸匕酒饮，日六、七，病立愈，石即出。”其中的“五癃”即“五淋”，《诸病源候论·诸淋候》谓“石淋、劳淋、血淋、气淋、膏淋”。长沙马王堆汉墓简帛《五十二病方》184—186条载：“血癃，煮荆，三温之而饮之；石癃，三温煮石韦，若酒而饮之；膏癃，澡石大若李核，已食饮之。不已，复之。”提出了血癃、石癃、膏癃的不同治疗方法。又如老官山汉墓简牍《诸病一》552条载：“石癃，溺且出且止，且多且少，善栗而痛。”则是形象描绘了石癃的发病症状。

4. 黑痣

去黑子方：取藁本小弱者，齐约大如小指。取楝灰一升，渍之。和藁本东灰中，以摩之，令血欲出。因多食葱，令汗出。恒多取櫻桑木，燔以为炭火，而取牛肉劙之，小大如黑子，而炙之炭火，令温勿令焦，即以傅黑子，寒辄更之。(315—318)

“藁本”又名槁草，根茎细弱，用时常捆为一束。《神农本草经》载：“藁本，味辛，温……长肌肤，脱颜色。”“东灰”即冬灰，《神农本草经》载其主治“去黑子、疣、息肉、疽、蚀疥瘙”。简文意为：将根茎细弱的藁本剪削成小指大小捆束，沾上苦楝炭灰按摩黑痣到局部皮肤有出血倾向时，同时让患者多吃葱而发汗，用櫻桑树木制成的炭火烧炙与痣大小相当的牛肉，使其热而不焦敷在黑痣上，冷了加热后再敷，这种方法可以去除黑痣。

① 方勇，侯娜．读周家台秦简“医方”简札记（二则）[J]．鲁东大学学报（哲学社会科学版），2015(3)：52．

……干者，令人执以摩之，令欲出血，即以瓶傅，被其上以□枲絮。善布清席，东首卧，到晦，朔复到，南卧。晦起，即以酒喷，以羽渍，稍去之，以粉傅之。(319—320)

简文记录去除黑痣的另一种方法：按摩黑痣，再用小盆敷黑痣并用粗麻絮覆盖表面。妥善布置凉席，患者头朝东躺下，一直到傍晚。第二天清晨再头朝南躺下，一直到傍晚。傍晚起身，用酒喷洒黑痣的表面，用羽毛浸酒后将痣稍稍揭去，然后敷上干粉。

5. 哮喘

人所恒吹者，上橐莫以丸礜，大如蝙蝠矢而干之。即发，以醯四分升一饮之。男子饮七，女子饮二七。(321—322)

"吹"指气急气喘。这是治疗哮喘病的医方。简文意为：患有哮喘病的人，发作时服用橐莫(即鬼臼)、礜石(即矾石)等药物配制而成的如蝙蝠屎大小的药丸用醋四分之一升送服，服饮的次数是男子饮七次、女子饮十四次[1]。矾石，《本草纲目・石部矾石》卷十一载："矾石，除风去热，消痰止咳。"而鬼臼有除风湿止咳嗽的功能。男子以七数，女子以二七数，这是战国秦楚简帛的阴阳术数固定用法，考之马王堆简帛或其他秦楚汉简帛，几乎无有例外，后世医籍如葛洪《肘后备急方》、孙思邈《千金要方》均有类似记录，故原周家台简322条释作"男子饮二七，女子饮七"有误。长沙马王堆汉墓简帛《五十二病方》60条载："一方：狂犬伤人，冶礜与橐莫，醯半杯，饮之。"可知，用醋送福礜与橐莫二药具有祛痰散结、解毒祛瘀的功效。

6. 症瘕

瘕者，燔剑若有方之端，淬之醇酒中。女子二七，男子七以饮之，已。(323)

"瘕者"指症瘕积聚，腹内肿块。将剑或类似金属方物的头端放在火上烧烤，再将烧热的头端浸入高浓度醇酒中，以"淬"法来制器或制药，这是我国古代先民在长期生

① 刘金华. 周家台秦简医方试析[J]. 甘肃中医，2007(6)：25.

活中的经验积累。古人在制作某种药物时，常将某些固体类矿物（如磁石、自然铜、代赭石等）或兵器（如剑、刀等）经燔烧后浸入水、醋、酒等液体中，以使该物的某种神秘性能传入液体，从而制成具有某种特殊疗效的药物，如长沙马王堆汉墓简帛《五十二病方》158条癃病第八方："溺闭及憋不出方：以醇酒入口，煮胶……而燔虾……淬酒中，沸尽而去之，以酒饮病者。"即用虾米、阿胶等制作药物，用酒送服，在制药过程中使用"淬"法①。简文意为：治疗症瘕，服用经过"淬"法的醇酒，女子服饮十四次、男子服饮七次。

7. 痿病

治痿病：以羊矢三斗，乌头二七，牛脂大如手，而三温煮之，洗其口，已痿病亟甚。（324—325）

《说文》载："痿，痹也。"段注：古多痿痹联言，因痹而痿也。"痿病"指肢体部位因废用而萎缩。《神农本草经辑注》卷四言"乌头"，其"味辛温、大毒，治中风、恶风洒洒出汗、除寒湿痹"。简文意为：用羊屎三斗、乌头十四颗、手掌大小牛肥肉共同反复水煮，用煮出的药汁洗患肢，治疗痿病快速有效。

8. 龋齿

已龋方：见东陈垣，禹步三步，曰："皋！敢告东陈垣君子，某病龋齿，苟令某龋已，请献骊牛子母。"前见地瓦，操；见垣有瓦，乃禹步，已。即取垣瓦埋东陈垣址下。置垣瓦下，置牛上，乃以所操瓦盖之，坚埋之，所谓"牛"者，头虫也。（326—328）

已龋方：以椒七，脱去黑者，操两瓦，之东西垣日出所烛，先埋一瓦垣址下，复环禹步三步，祝日："呼！垣址，苟令某龋已，予若菽子而数之七，龋已。"即以所操瓦而盖口。（329—330）

其一曰：以米亦可。男子以米七，女子以米二七。（331）

已龋方：见车，禹步三步，曰："辅车车辅，某病齿龋，苟能令某龋已，令若毋见风雨。"即取车辖，毋令人见之，及毋与人言。操归，匿屋中，令毋见，见复发。（332—334）

① 张雷. 马王堆汉墓帛书《五十二病方》集注[M]. 北京：中医古籍出版社，2017：216.

简文记录了四种治疗龋齿的禁咒巫术疗法方法，献黑色母牛给“陈垣君子”并取垣瓦埋在东面旧墙下；先埋一瓦垣址下并禹步祷告，献脱去黑子的蜀椒七颗给“垣址”神灵[①]；也可以献米粒，男性龋齿患者献七粒、女性献十四粒，投米以敬驱邪之神；禹步并祷告，取下车辖藏匿不要让人看见，否则龋齿会复发。

9. 疟病

北向，禹步三步，曰：“呼！我知令某疟，令某疟者某也。若苟令某疟已，□□□□□言若。”(376)

《诸病源候论》载：“夏日伤暑，秋必病疟。”这里的疟指恶寒发热性疾病，与现代医学所称的“疟疾”不同。简文记录向着北面用禹步并致祈祷语治疗疟病[②]。

10. 心病

病心者，禹步三，曰：“皋！敢告泰山，泰山高也，人居之，虎豹之猛也，人席之。不知岁实，赤隗独指，搕某瘕心疾。”即两手搕病者腹“尔心疾不知而咸替”，即令病心者南首卧，而左足践之二七。(335—337)

马王堆帛书《称》载：“虎狼为孟(猛)，可揗(驯)。”《说苑·敬慎》载：“虎豹为猛，人尚食其肉、席其皮。”[③]简文意为：治疗“心病”不见效的用禹步并祷告泰山之神，用手指轻叩患者心腹部，口念咒语。让患者面朝南睡，用左脚轻踏患者十四下。

11. 痈疾

操杯米之池，东向，禹[步三]步，投米，祝曰：“皋！敢告曲池，某痈某破。禹步，投芳糜，令某痈数去。”(339)

简文意为：向东对着池塘，禹步三步并投芳香之米以敬“曲池”神灵，祷告使患者皮肤痈疾溃破并快速痊愈。禹步是当时巫术中经常用来驱除鬼魅、消灾祛病的步法，

① 张雷. 秦汉简牍医方集注[M]. 北京：中华书局，2018：77.
② 张炜. 上海博物馆涉医楚简研究[J]. 中医文献杂志，2018(3)：8.
③ 方成慧，周祖亮. 简帛医药词典[M]. 上海：上海科学技术出版社，2018：71.

因模仿大禹行走的步态而得名。《普济方》卷二六九云:“禁病则皆须禹步。”《尸子》载:“禹于是疏河决江,十年未其家。手不爪,胫不毛,生偏枯之疾,步不相过,人曰禹步。”可见实际上“禹步”是大禹中风后的疾病步态。

12. 已鼠方

已鼠方:取大白礜,大如拇指,置晋釜中,涂而燔之,毋下九日,冶之,以。(372)

已鼠之“鼠”指鼠瘘,即今淋巴结核。老官山汉墓竹简《六十病方》目录简有“治鼠十五”,这里的“鼠”也指鼠瘘病,可证[1]。《神农本草经》载,礜石“治寒热、鼠瘘”。但礜石有毒须经炮制,简文记录的就是礜石炮制去毒的过程与方法:用拇指般大小的白礜石,涂抹在浅釜壁并文火煎烧不少于九天,然后研末服用。《黄帝内经·灵枢·寒热篇》载:“鼠瘘之本,皆在于脏,其末上出于颈腋之间,其浮于脉中而未内着,于肌肉而外为脓血者,易去也。”指出如病症仅表现在颈腋部位,而未在深部肌肉溃疡成脓血的,尚容易治疗。

13. 痹症

以茇、颠首、沭浞竹,并,叁温煮之,令□。(374)

《尔雅》载:“茇,堇草。”郭璞注云:“乌头苗也。”《本草纲目·草部》记载其“酸、温、有毒……治风湿瘾疹、身痒湿痹,可作浴汤。”阜阳汉简《万物》W006 条载:“乌喙与蟆之已节□也。”也证实乌头可以用来治疗关节痹症。“颠首”为药名。阜阳汉简《万物》W006 条载:“杀鼠以蜀椒、颠首也。”可证。“沭浞竹”未详何物。简文意为:用乌头、颠首、沭浞竹三味药混合后反复煎煮服用。本方可能是用来治疗风湿痹症的。

14. 皮肤病

取东灰一斗,淳毋下三斗,熟□而煮□。(375)

① 成都文物考古研究所,荆州文物保护中心.成都市天回镇老官山汉墓[J].考古,2014(7):64.

简文意为：取冬灰一斗，浇注水不少于三斗，反复煎煮。从药量判读是用来外洗的。周家台简文316条治黑痣用冬灰，《本草纲目》载："冬灰治疮蚀恶肉"。可能此处也是外洗治疗皮肤病的，但因简文较短无法确定。

15. 兽疾

马心：禹步三，向马祝曰："高山高峦，某马心瘨，某为我已之，并企待之。"即午画地，而撮其土，以摩其鼻中。(346)

简文记录巫医治疗马疾，马有心瘨疾，用禹步和画地法，祈祷高山之神并撮土轻摩马鼻。这里的"某马心瘨"要祈祷高山之神与前简文337条人有"心疾"要祈祷泰山之神有相似之处。马匹是战国时期重要的战争、运输、耕作等的工具，当时已有相马术与兽医应该是可信的。现在发现的最早兽医书是老官山汉简《医马书》，其中有一百三十七支竹简记载了马痌、肠痌、肾痌、马目鷩、马心鷩、马耳鷩、马龋、马瘤、马伤中、马目翳等病名二十三种，乌喙、故灶土、谷木、谷树根、桂、酒糟等治疗马疾药物近二十味。有分析病因的，如简文148条："水皆不洁，此所以发肠痌者也。"兽病治法分药治、盐治、熨、吹、刺、摩、灌、敷等十余种，如老官山汉简载："马目鷩者，且驾矣，入盐两目中而驾之行。"[①]与《周礼医师章》的记载是一致的："凡疗兽疾，灌而行之，以节之，以动其气。"[12]敦煌汉简中载："治马伤水方：姜、桂、细辛、皂荚、附子各三分，远志五分，桔梗五分，鸡子十五枚。"再如居延汉简载："治马咳涕出方：取戎盐三指撮，三□□。"(155.8)数量可观的兽医方体现了当时的兽医发展水平。

肥牛，善食之，而饮以秣，一月已。(373)

简文记录如果妥善调理羸瘦之牛的饮食，用谷物类饲料喂养，可以使牛肥美、长膘，一个月就能取得效果。

16. 疥疮

并合和之。即取守宫二七，置裯(甃)中，而食以丹，各盈其腹，坚塞，勿令越，置口后数宿，期之干，即出，冶，和合药□□饮食，即女子瘙已。(377—378)

---

① 杨华森，王一童，赵怀舟，等. 老官山竹简《医马书》浅识[J]. 中医文献杂志，2017(1)：19.

简文记录将十四条壁虎放在瓦瓮中，再把朱砂放在瓮中让壁虎吃，将瓦瓮盖紧，待壁虎死亡阴干后将其碾末，用这些末混合饮食给女子吃，可以治疗女子干性疥疮。长沙马王堆汉墓简帛《五十二病方》屡有记录治疗干性疥疮的内容。如418条载："干瘙：煮溺二斗，令二升，豕膏一升，冶藜芦二升，同敷之。"即煮尿二斗煮成二升，加入猪油一升，取藜芦二升研末，混合后外敷治疗干性疥疮。又408—409条载："干瘙方：以雄黄二两，水银两少半，头脂一升，冶雄黄，磨水银手□□□□□□□雄黄，熟挠之。先熟洒瘙以汤，溃其灌，抚以布令无汁而抚之，一夜一□。"即先用热水清洗患处，再用布擦干脓液，外敷雄黄、水银、头脂制成的药膏治疗干瘙。

## （三）生育与养生防病

### 1. 产子占

产子曰：东首者贵，南首者富，西首者寿，北首者鄙。(145—148,151)

周家台产子占是巫师占卜出生婴孩的富贵贫贱甚至生老病死的，与睡虎地秦简《日书》产子占法有相同之处，如睡虎地秦简《日书》载："生东向者贵，南向者富，西向者寿，北向者贱，西北向者被刑。"(甲76贰)而睡虎地秦简《日书》甲种有人字图[①]，图下占辞作："人字，其日在首，富难胜也。夹颈者贵。在奎者富。在腋者爱。在手者巧盗。在足下者贱。在外者奔亡。女子以巳字，不复字。"则是以地支法来占卜预测的。这些说明当时的产子占是普遍且多样的。

### 2. 顺产

禹步三，汲井，以左手牵繘，令可下挽瓮，即下挽繘瓮，左操杯，鲭瓮水；以一杯盛米，毋下一升。前置杯水女子前，即操杯米，禹步三步，祝曰："皋！敢告鬻。"禹步，投米地，祝投米曰："某有子三旬，疾生。"即以左手挢杯水饮女子，而投杯地，杯□□。(340—344)

"疾生"指生得快，顺产。长沙马王堆汉墓简帛《胎产书》载："其子美皙，又易出。"这里的"疾生"与"易出"义近。简文意为：用禹步法并投米以敬生育之神，祈祷怀孕

① 黄儒宣.《日书》图像研究[M].上海：中西书局，2013：169.

多旬的女子能早日顺产。

3. 产后催乳

女杯复产□□之期，曰：“益若子乳。”(379)

简文记录祈祷孕妇再次生育能增加乳汁。

4. 预防瘟疫

以正月取桃蠹屎少半升，置淳酒中，温，饮之，令人不瘅病。(313)

“桃蠹屎”指桃树蛀虫的粪。《本草纲目》卷四一载：“桃蠹虫……粪主治辟温疫，令不相染，为末，水服，方寸匕。”“瘅病”指有发热症状的传染性温疫。《黄帝内经·灵枢·论疾诊尺》载：“冬伤于寒，春生瘅热。”正月服用正是为了有效预防春季温疫。在先秦典籍与秦简中屡有用桃树枝驱邪的记载。《典术》云：“桃者，五木之精也，故压伏邪气者也。桃之精生在鬼门，制百鬼，故今作桃人、梗著门以压邪，此仙木也。”又如睡虎地秦简《日书》甲篇载：“野兽若六畜逢人而言，是飘风之气，击以桃杖，释履而投之，则已矣。”(52—53 背壹)即是以桃杖驱鬼的实例。老官山汉简《刺数篇》646 条也载：“瘅，两臂太阴，两胻阳明各五。”指治疗瘅疾，在两手太阴经和两足阳明经上各取五穴。简帛不仅记录内服法预防温病，更记录使用导引术预防的方法。如长沙马王堆汉墓简帛《导引图》题记“引温病”“沐猴讙引热中”，可见当时对温病的重视及预防方法的多样。张家山汉简《引书》33 条载：“引瘅病之始也，意回回然欲步，体浸浸痛。当此之时，急治八经之引，急呼急呴，引阴。”记录了具体的治疗瘅病的导引方法。

5. 长发

取新乳狗子，尽煮之。即沐，取一匕以清沐，长发。(314)

简文记录的是一种用来促进头发生长的保健方，即用刚出生狗仔煎煮的水，每次取一匕勺量洗发，可以促进头发生长。秦汉简帛中有用动物类药物治病养生的记录，如长沙马王堆汉墓简帛《五十二病方》中以动物禽兽甚至死人的胫骨入药来治病的方子有近百种之多[1]。《本草纲目》卷三“须发”条下记:“桐叶同麻子煮米泔,沐发则长。”则为使用药物清洗让头发修长漂亮的方法。在简帛中有不少类似的如利于“黑发、疾行、登高、水行、耐寒”等的养生方药。如阜阳汉简《万物》载:“令白发复黑之。”(W029)“服乌喙百日,令人善趋也。”(W032)“蜘蛛令人疾行也。”(W030)“牛胆、晳目可以登高也。”(W035)“草以元根也,轻体以越山之云也。”(W038)“马咽,潜居水中使人不溺死也。”(W004)“菖蒲,泅游波也。”(W031)“使人倍力者以羊与龟。”(W033)

6. 驱鼠防病

以壬辰,己巳、卯溉囷垤穴,鼠弗穿。(371)

简文意为:在壬辰、己巳、己卯日打扫囷仓并用水灌堵塞鼠穴,可以除鼠患。这里的选日驱鼠是用厌胜法驱鼠,如《本草纲目》载:“时珍曰:逐月旦日取泥屋之四角,及塞鼠穴,一年鼠皆绝迹,此李处士禁鼠法也。”

### (四)疾病与预后

周家台30号秦墓《日书》中线图(见图7-1)[2]记录的是一种星占术,内圈是二十八时分,中圈是二十八宿,外圈是五行和四方,是用天盘上北斗柄指向地盘上二十八宿的某星时占问疾病预后的吉凶情况:

角:斗乘角,占病者,已。(188)
亢:斗乘亢,占病者,笃。(190)
氐:斗乘氐,占病者,笃。(191)
房:斗乘房,占病者,少可。(192)
牵牛:斗乘牵牛,占病者,死。(204)
奎:斗乘奎,占病者,剧。(216)
胃:斗乘胃,占病者,未已。(220)
毕:斗乘毕,占病者,笃,不死。(224)
翼:斗乘翼,占病者,有瘳。(240)

① 张显成. 简帛药名研究[M]. 重庆:西南师范大学出版社,1997:27.
② 黄儒宣.《日书》图像研究[M]. 上海:中西书局,2013:48.

简文意为：当北斗柄指向二十八宿角位时，占卜患病者可以痊愈；当北斗柄指向二十八宿亢位时，占卜患病者病情重笃。并根据北斗柄指向不同星宿描写有“少可、未已、有瘳、剧、死、不死”等星占辞。周家台简文还有对患者疾病“即发”(321)与“复发”(334)等的预测，这些均说明当时人们对疾病预后的认识与重视程度。

周家台涉医简内容较为丰富，不仅首次提出“温病”“肠辟”“瘕”“痿病”“疟”“病心”“瘙”等古病名，还提出了温病的治疗方法及预防方法，养生美发的方法等等，其中巫术方与中医方各半，说明战国时期医疗行为正处于从巫医向中医转变的演化进程。

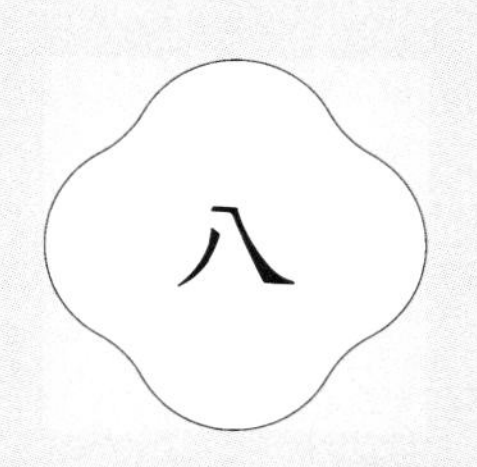

# 八 北京大学藏涉医战国秦简

2010年初北京大学获赠一批秦代简牍。这批秦简是由香港冯燊均国学基金会出资,抢救并捐赠给北京大学的一批流失海外的秦代简牍。目前公布的涉医内容不多,只涉及少量的医方、祝由方及养生方。

## (一) 已痈方

已痈,取蔹本,洗去其土,以盐斋之,以沐少和之,即以涂之,壹宿而去之。(4-016)

简文意为:治疗痈肿,取白蔹根洗净,与盐一起磨碎,用少量米泔水混合涂于患处,过一夜后洗去。"白蔹"在长沙马王堆汉墓简帛《五十二病方》中常用来治疗"疽"病。如271—272条载:"睢(疽)病,冶白蔹、黄芪、芍药、桂、姜、椒、茱萸,凡七物。骨疽倍白蔹,肉疽倍黄芪,肾疽倍芍药,其余各一。并以三指大撮一入杯酒中,日五、六饮之,须已□□。"这就是说,一般疽病用白蔹、黄芪、芍药、桂、姜、椒、茱萸等七味药物通治,但必须注意辨证,症状不同,则用药的分量亦各有区别。

## (二) 痈溃方

痈溃者,以豕矢、羊矢、鸡矢、奄卢、豕膏,熏之终日,已矣。(4-032)

简文意为:治疗痈溃破的,用豕屎、羊屎、鸡屎、奄卢、猪油等物混合熏炙患处一整天,即可痊愈。

## (三) 肠澼方

肠澼,取稻米善瀾淅,磨取亓泔,熟煮之而饮之,毋食它物。(4-261)

简文意为:治疗痢疾,让患者服用煮熟的米泔水,并要求不吃其他食物。在周家台秦简中也有类似的治疗痢疾的医方。如309—310条载:"取肥牛胆盛黑菽中,盛之而系,悬阴所,干。用之,取十余菽置粥中而饮之,已肠辟。不已,复益饮之。粥足以入之肠。"

## (四) 心疾祝由方

祝心疾,唾之曰:"歅,某父某母,为某不以时,令某心痛毋期,令某唾之。"(4-028)

《黄帝内经·灵枢·官能》载:“疾毒言语轻人者,可使唾痈咒病。”可见,早期祝由“唾咒”法常用来祛除疾病,在长沙马王堆汉墓简帛中记录用“唾咒”法治疗痈、漆、烂、疠、婴儿瘛等疾患。如《五十二病方》380条载治疗“漆”的病方:“唾曰:歕,漆。三,即曰:天帝下若,以漆弓矢,今若为下民疕,涂若以豕矢。”就是说治疗漆病时要吐唾并祝念道:“天帝把你下放到人间,是用你来涂漆弓箭的,现今你让百姓患上疮疡,要用猪屎来涂抹你。”

## (五)内漏方

> 瘨而内漏血不出者,以女子月事布,水一杯濯之而饮。(4-248)

腹胀有内出血但血淤积在体内,要用女子用过的月经布,用清水一杯漂洗后饮用[①]。在长沙马王堆汉墓简帛《五十二病方》中有使用女子布治疗马痫、癞、牝痔、烂、中蛊等疾病的治录,其方法也较为多样,有烧灰内服、浸泡煮肉服食、燔烧烟熏、外敷等[②]。如441条载:“蛊,渍女子未尝丈夫者布□□杯,冶桂入中,令毋臭,而以□饮之。”即患蛊病,将处女月经布浸到水杯中,将桂研末放入浸过月经布的水杯中,用量以没有气味为度,让患者饮服。

## (六)婴儿啼方

> 负婴儿为人客,婴儿笃啼不可止,令人把婴儿左手以摇,入室白二七,不啼矣。(W-002,W-011)

简文意为:婴儿啼哭不止,在室内握住婴儿左手摇动十四次就不啼哭了。“七”与“二七”是巫术治疗中的常用固定数字,在简帛中屡有描写。如长沙马王堆汉墓简帛《五十二病方》109条载:“以朔日,葵茎磨疣二七。”是说在初一日用葵茎磨疣十四次进行治疗。198条载:“令斩足者清明东向,以筒赿之二七。”是说让受刖刑的人在清明这天向着东面,用筒针刺其假肢十四次。

---

① 陈侃理.北大秦简中的方术书[J].文物,2012(6):94.
② 吕亚虎.战国秦汉简帛文献所见巫术研究[M].北京:科学出版社,2010:339.

## （七）养生方

有神草，名为豕首，冬生夏实，与帝同室，饮之以去百疾。（4－019）

意思是豕首是种神奇药草，服饮可以祛除百病。从北京大学涉医简来看，除上述医方、养生方之外，还有治疗瘙痒、心痛、小便不利，以及女子胎产疾病如女子毋子、字难者、令字者无余病、字病腊等[①]。目前因为北京大学秦简尚未正式公布，故研究资料尚显不足。

① 田天．北大藏秦简《医方杂抄》初识［J］．北京大学学报（哲学社会科学版），2017(5)：54．

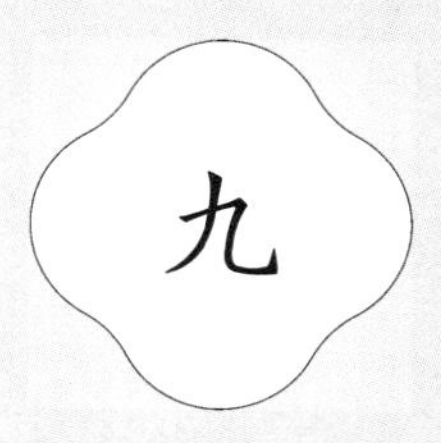

# 九 清华大学藏涉医战国楚简

清华简，是清华大学于2008年7月收藏的一批战国竹简，其内容涉及疾病者较少。《清华大学藏战国竹简（壹—拾壹）》的出版发行为研究提供了良好基础，特别是《清华大学藏战国竹简（拾）》中病方简的出现，为今人了解战国中医药方提供了新的材料，但只残存三十三个字，记病方三种，前两种为酒剂内服，后一种为汤剂外用，分别治疗“肩、背疾”“憝”“目疾”，其中的“肩、背疾”也见于望山和葛陵楚简。

### (一) 疟、瘧

惟灾疟极暴瘧。(《清华大学藏战国竹简(壹)》128)

这里的“疟”泛指疾病,瘧与暴义同,指灾祸病害肆虐。

### (二) 疫

晋师大疫且饥。(系年简101—102,《清华大学藏战国竹简(贰)》180)

“晋师大疫”指晋国军队传染病大流行。

### (三) 不能言

小臣乃眛而寝于路,视而不能言。(赤鸠之集汤之屋简5—6,《清华大学藏战国竹简(叁)》167)

“不能言”指说不出话。

### (四) 不知人

是使后疾,疾而不知人。(赤鸠之集汤之屋简8,《清华大学藏战国竹简(叁)》167)

是使后棼棼眩眩而不知人。(赤鸠之集汤之屋简12,《清华大学藏战国竹简(叁)》167)

“不知人”指不认识人。

### (五) 痀疟

是使后之身痀疟,不可极于席。(赤鸠之集汤之屋简9,《清华大学藏战国竹简(叁)》167)

“疴疟”指生病。

## （六）喉瘧

巫乌乃度小臣之喉瘧。（赤鸠之集汤之屋简 9，《清华大学藏战国竹简（叁）》167）

“喉瘧”指喉疾。

## （七）昏乱

是使后昏乱甘心。（赤鸠之集汤之屋简 13，《清华大学藏战国竹简（叁）》167）

“昏乱”指意识模糊。

## （八）狂

五，乃狂者。九，乃户。（筮法 49，《清华大学藏战国竹简（肆）》115）

“狂”指谵狂。

## （九）肿胀

凡爻象，八为风为肿胀。（筮法 52—53，《清华大学藏战国竹简（肆）》115）

“肿胀”指皮肤水肿。

## （十）有疾

未成，小臣有疾，三月不出。（《清华大学藏战国竹简（伍）》110）

“有疾”指有病痛。

## （十一）肩、背疾

苦瓠煮以酒，饮之，以瘥肩、背疾。（《清华大学藏战国竹简（拾）》63）

本方中的"苦瓠"，整理者认为并不确切[①]，其实清华简中的三个病方均未正确识读，故所记药物均不清楚。本条简文记录用酒煮药物，服用后可治疗肩、背疾。"苦瓠"在阜阳汉简《万物》W074条也有记录，但只记药名，未记录治疗何种疾病。肩、背疾在楚简中也有记录，如葛陵楚简乙四61条载："龙灵为君贞：以其肩背疾。""肩、背疾"一般指肩背疼痛一类的疾病。

## （十二）目疾

哲目煮以澡目疾，且以缓之。（《清华大学藏战国竹简（拾）》64）

整理者认为"哲目"为药名，但不知为何药[②]。简文意为：用哲目煮水外洗可缓解目疾。在阜阳汉简《万物》W035条也有这味药的记载："牛胆、哲目，可以登高也。"是说服食牛胆、哲目这二味药有助于人们登高望远。阜阳汉简《万物》W014条载："以寒水洒目盲也。"也是说用药物煮水外洗可以治疗视物不清的症状。

## （十三）憖

昔煮之以酒，饮之，以瘥憖。（《清华大学藏战国竹简（拾）》64）

整理者认为"昔"不知是何种药物，"憖"同"窒"指心闷不适[③]。简文意为：用药物煮酒服用可以治疗心闷的疾病。

## （十四）五行

汤或问於少臣："九以成地，五以将之，可也？"少臣答曰："唯彼九神，是

① 黄德宽. 清华大学藏战国竹简（拾）[M]. 上海：中西书局，2020：63.
② 黄德宽. 清华大学藏战国竹简（拾）[M]. 上海：中西书局，2020：64.
③ 黄德宽. 清华大学藏战国竹简（拾）[M]. 上海：中西书局，2020：64.

谓地真，五以将之：水、火、金、木、土，以成五曲，以植五谷。”（《清华大学藏战国竹简（伍）》151）

木曰唯从毋拂，火曰唯适毋违，金曰唯断毋纫，水曰唯流毋止，土曰唯定毋困。（八气五味五祀五行之属18、19、7，《清华大学藏战国竹简（捌）》167）

帝为五祀，玄冥率水以食于行，祝融率火以食于灶，句亡率木以食于户，司兵之子率金以食于门，后土率土以食于室中。（八气五味五祀五行之属12—14，《清华大学藏战国竹简（捌）》168）

简文提出“水、火、金、木、土”的五行概念，同时提出了“帝五臣”即“玄冥、祝融、句亡、司兵之子、后土”。《黄帝内经·素问·五常政大论》载：“木曰敷和，火曰升明，土曰备化，金曰审平，水曰静顺。”这里所讲的五行特性与清华简所叙述的是基本一致的。

## （十五）五味

酸为敛、甘为缓、苦为固、辛为发、咸为淳。（八气五味五祀五行之属8—11，《清华大学藏战国竹简（捌）》168）

可与《黄帝内经·素问·藏气法时论》所记载的“酸收、甘缓、苦坚、辛散、咸软”互参。

清华简涉医内容较为有限，记录疾病十余种，并不详细，也未知究竟是何病种，记录药物三种，也未考释具体是何种药物及其药效，但其五行五味的记载与后世《黄帝内经》的记述是相一致的。可见，对食物药物五味特性的认识——“酸收、甘缓、苦坚、辛散、咸软”早在战国时代就已经形成了。

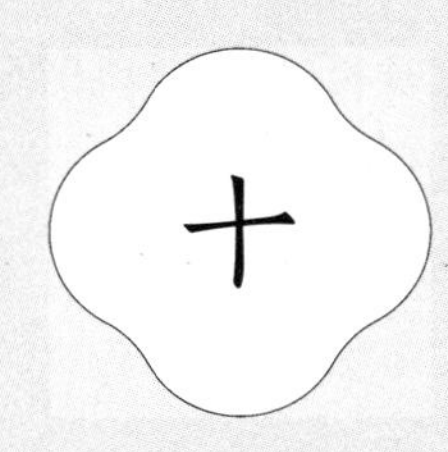


# 长沙子弹库涉医战国楚帛书

长沙子弹库战国楚帛书，1942 年于湖南长沙东南郊子弹库战国楚墓被盗掘出土，后不久即落入一度在长沙雅礼中学任教的美国人考克斯之手，被他带到美国后又几度易手，现存放于纽约大都会博物馆。长沙子弹库战国楚帛书是目前所见年代最早的战国时代楚国古文帛书，亦是迄今仅存的一篇图文并茂描述有关伏羲女娲创世事迹的古文献[①]。但其中的涉医内容较少，只有涉及“五行”的两条简文。

① 黄儒宣.《日书》图像研究[M]. 上海：中西书局，2013：201.

千有百岁。日月允生,九州不平。山陵备泆,四神乃乍。至于覆,天方动。扞蔽之青木、赤木、黄木、白木、墨木之精。炎帝乃命祝融以四神降,奠三天,维使敷,奠四极。(长沙子弹库战国楚帛书乙篇 34—48)

以乱天常,群神五正,四兴失祥。建恒怀民,五正乃明。百神是昌,是谓德慝。(长沙子弹库战国楚帛书甲篇 67—72)

李学勤认为"长沙子弹库完整楚帛书性质为阴阳数术"[①],故其"青木、赤木、黄木、白木、墨木"的描写反映的即是早期五行、五色、四季更替的思想。而简文讲的"五正"即是"帝五正",也即"五行之官"。《左传·昭公二十九年》载:"五行之官,是为五官……木正曰句芒,火正曰祝融,金正曰收,水正曰玄冥,土正曰后土。"在甲骨文里就有关于五行之官的描写[②]。在清华简中也有关于帝五臣掌管五行的具体描写:"帝为五祀,玄冥率水以食于行,祝融率火以食于灶,句亡率木以食于户,司兵之子率金以食于门,后土率土以食于室中。"(八气五味五祀五行之属 12—14,《清华大学藏战国竹简(捌)》168)可见五行思想的渊源从战国时期可以一直上溯到商代。

① 李学勤. 试论长沙子弹库楚帛书残片[J]. 文物,1992(11):38.
② 张炜. 商代医学文化史略[M]. 上海:上海科学技术出版社,2005:73.

# 十一 上海博物馆藏涉医楚简

1994年上海博物馆从境外入藏了一批战国楚竹简，总数约1 200枚，记载了大量佚失的先秦典籍。下面从上博简《容成氏》《性情论》《彭祖》《子羔》《三德》《竞公疟》《简大王祓旱》《天子建州》《武王践阼》《君子为礼》《凡物流行》《曹沫之陈》《内礼》十三篇入手，对其中的涉医内容，包括阴阳五行、天人相应、顺应自然、生殖崇拜、求子求男、节欲节俭、彭祖养生、生理病理、疾病及转归等方面展开全面系统的探讨，并与《黄帝内经》相对照，探寻中医典籍与涉医楚简一脉相承的渊源关系。

## (一) 阴阳五行

### 1. 阴阳学说

皋陶既已受命,乃辨阴阳之气……天下大和均。(《容成氏》14)
阴阳之处,奚得而周? 水火之和,奚得而不诡?(《凡物流行》8—9)
文阴而武阳。(《天子建州》5)
阳而幽,是谓大戚,幽而阳,是谓不祥。(《三德》3)

阴阳五行理论在秦代已较为成熟,运用在当时社会活动的方方面面,在同时代的放马滩、睡虎地秦简里已有丰富记录[①]。简文指出阴阳之要在于阴阳平衡和合,如果阴阳失去平衡则会造成"大戚"和"不祥"。正如《黄帝内经·素问·阴阳应象大论》载:"水火者,阴阳之征兆也。""阴阳者,天地之道也,万物之纲纪,变化之父母,生杀之本始,神明之府也。"指出阴阳是天地万物的根本所在。《黄帝内经·素问·四气调神大论》载:"阴阳四时者,万物之终始也,生死之本也,逆之则灾害生,从之则苛疾不起,是谓得道。"《黄帝内经·素问·生气通天论》载:"阴平阳秘,精神乃治。阴阳离决,精气乃绝。"强调阴阳平衡对于人体健康的重要性。阜阳汉简也有类似的表述,如《万物》W001 条载:"□下之道不可不闻也,万物之本不可不察也,阴阳[之]化不可不智(知)也。"指出懂得与运用阴阳变化规律的极端重要性。

### 2. 五行学说

天降五度,吾奚纵奚横?(《凡物流行》3—4)

舜乃欲会天地之气而听用之,乃立质以为乐正。质既受命,作为六律六吕,辨为五音,以定男女之声。当是时也,疠疫不至,妖祥不行,祸灾去亡,禽兽肥大,草木晋长。(《容成氏》29—30)

禹然后始为之号旗,以辨其左右,思民毋惑。东方之旗以日,西方之旗以月,南方之旗以蛇,中正之旗以熊,北方之旗以鸟。(《容成氏》20)

方为三佾,求听之纪:东方为三佾,西方为三佾,南方为三佾,北方为三

① 张炜. 放马滩日书涉医简研究[J]. 中医文献杂志,2016(2):1-5.

告(《容成氏》31)

君子曰:孝子,父母有疾……行祝于五祀。(《内礼》8)

从简文看,当时人们已知四方五行、十二律配阴阳四方五行、五行配五旗,认为阴阳五行平衡协调十分重要,如果阴阳之气调和,五音协和,则国泰民安、疠疫不至;如果阴阳五行失和,就会出现大戚不祥。简文还记录在父母生病时,也可以祝由祭祀五行之神的办法来禳除疾病;系统将五行与五色、五气、五味、五脏等相配。《黄帝内经·素问·阴阳应象大论》载:"天有四时五行,以生长收藏。"《黄帝内经·素问·六节脏象论》载:"天食人以五气,地食人以五味……气和而生,津液相成,神乃自生。"《黄帝内经·素问·宣明五气》载:"酸入肝,辛入肺,苦入心,咸入肾,甘入脾。"《黄帝内经·素问·玉机真藏论》载:"五脏相通,移皆有次,五脏有病,则各传其所胜。"指出了五行生克乘侮与五脏疾病传变的关系。

## (二)天人相应

彼天之道,唯恒言:天地与人,若经与纬,若表与里。(《彭祖》1—2)

知天之道,知地之利,使民不疾。(《容成氏》49)

平旦毋哭,晦毋歌,弦望齐宿,是谓顺天之常。(《三德》1)

敬者得之,怠者失之,是谓天常……忌而不忌,天乃降灾。已而不已,天乃降异。(《三德》2—3)

变常易礼,土地乃坼,民乃夭死。(《三德》5)

敬天之圊,兴地之矩,恒道必著……知天足以顺时,知地足以固材。(《三德》17)

好昌天从之,好旺天从之,好戕天从之,好长天从之,顺天之时,起地之材。(《三德》18)

简文以较大篇幅描写重视与敬畏天地自然规律的重要性,指出人与天地自然相互关系密切,就像经与纬、表与里不可分割,如果能洞悉与顺应天地自然规律,则可保人间太平,使苍生百姓不发生大规模疾病。上博简所反映的天人相应观念与《黄帝内经·素问·宝命全形论》所载"人以天地之气生,四时之法成"、《黄帝内经·灵枢·岁露论》所载"人取天地相参也,与四时相应也"的思想是完全一致的。

## （三）节俭节欲

有□氏之有天下，厚爱而薄敛焉，身力以劳百姓。（《容成氏》35B）

后稷既已受命，乃食于野，宿于野，复谷豢土，五年乃穰。（《容成氏》28）

禹然后始行以俭：衣不褻美，食不重味，朝不车逆，舂不毇米，宰不折骨，制服皮鞴。（《容成氏》21）

下毋乱泉，所曰圣人，其生易养也，其死易葬，去苛慝，是以为名。（《容成氏》33）

简文记录上古贤王后稷、大禹生活简朴节俭，没有烦苛暴虐且死后下葬也崇尚节俭。另有《曹沫之陈》载鲁庄公接受曹沫"修政而善于民"的建议后，"不昼寝，不饮酒，不听乐。居不重席，食不二味"（《曹沫之陈》10—11），曹沫认为："古亦有大道焉，必恭俭以得之，而骄泰以失之。"（《曹沫之陈》7—8）提出了治国理政当以勤俭爱民作表率，如骄奢淫逸则会失去民心。

文王时（持）故时而教民时，高下肥毳（硗）之利尽知之。知天之道，知地之利，思民不疾。……武王曰："纣为无道，昏者百姓，至约诸侯，绝种侮姓，土玉水酒，天将诛焉。"（《容成氏》48、49、52）

桀□为丹宫，筑为璇室，饰为瑶台，立为玉门。其骄泰如是状。（《容成氏》38）

桀不述先王之道……民乃怨，疟疾始生。（《容成氏》35—36）

纣既为金桎，又为酒池，厚乐于酒，溥夜以为槿淫，不听其邦之政。（《容成氏》44）

据《礼记·文王世子》记载，文王九十七乃终，武王九十三而终，说明节俭节欲可使人健康长寿，反之穷奢极侈如桀、纣则终会国破身亡。《竞公疟》还叙述了这样的故事："公疥且疟，逾岁不已，是吾无良祝史也。"（《竞公疟》2）齐景公以为疾病不愈是因为没有好的祝史与上天鬼神沟通，而晏子认为是因为"今君之贪昏苛慝"（《竞公疟》6），所以"诅为无伤，祝也无益"（《竞公疟》8）。《晏子春秋》记载，在晏子劝说下"公悦，使有司宽政，毁关去禁，薄敛已责，公疾愈"。同时《竞公疟》又记录"旬又五，公乃出，视折"（《竞公疟》6）。简文说十五天后齐景公疾病好转，去民间视察百姓伤病情况，以力行德政。可见，当时的一种思想认为提倡节俭节欲薄敛、反对奢侈浪费，对于家国百姓甚至帝王身体都至关重要。

喜乐无期度，是谓大荒，皇天弗谅，必复之以忧丧；凡食饮无量计，是谓滔荒，上帝弗谅，必复之以康。上帝弗谅，以祀不享……宫室过度，皇天之所恶，虽成弗居；衣服过制，失于美，是谓违章，上帝弗谅。(《三德》7—8)

驱驰骋猎则禽荒，饮食喜乐则湎康，玩好嬛好则惑心……则国贫而民荒。(《三德》7)

简文指出喜乐无度、食饮无量、衣服过制、驱驰骋猎、玩好嬛好，这些均是嗜欲过度的行为，最终必将受到上天的惩罚。《武王践阼》载："志胜欲则昌，欲胜志则丧。志胜欲则从，欲胜志则凶。"(《武王践阼》15)而《黄帝内经·素问·汤液醪醴论》所谓"嗜欲无穷而忧患不止，故精气施坏，营涩卫除，故神去之，而病之所以不愈也"，更是将嗜欲无穷作为人体疾病的重要病因来看待。

## (四) 彭祖养生

彼天之道，唯亘言：天地与人，若经与纬，若表与里。(《彭祖》1—2)
戒之毋骄，慎终保劳。大匡之要，難易言欠欲。(《彭祖》2)
忽忽之谋不可行，怵惕之心不可长，远虑用素，心白身释。(《彭祖》6)
多谋者多忧，贼者自贼也；多懋者多忧，恻者自恻也。(《彭祖》7)
毋抽富，毋柯贤，毋向桓。(《彭祖》8)

彭祖是我国古代著名的寿星和养生家，他将人置于天地、自然、宇宙这一大时空概念中去考虑，主张起居随时间和季节而变。出土汉代古医书《引书·彭祖之道》里也有类似的表述："春生、夏长、秋收、冬藏，此彭祖之道也。"强调人要按照四季变化的自然规律调适自己，日常起居要与自然变化保持和谐统一，如果违背了自然规律，健康会受到影响①。

彭祖认为做人要质朴善良、淡泊处世，恶人自有恶报，害人如同害己；不要趋附富贵，不要诋诃贤达，不要亲近小人，要勤劳自律，无论难境、顺境都要克制自己的欲望；远离思虑则通于质朴，心灵淡泊则身体解脱。彭祖的这些养生思想与《黄帝内经》的养生思想不谋而合。如《黄帝内经·素问·上古天真论》载："上古之人，其知道者，法于阴阳，和于术数，食饮有节，起居有常，不妄作劳，故能形与神俱，而尽终其天年，度百岁乃去。今时之人不然也，以酒为浆，以妄为常，醉以入房，以欲竭其精，以耗散其

① 汤志彪. 上博简(三)《彭祖》篇校读琐记[J]. 江汉考古，2005(3)：88－90.

真，不知持满，不时御神，务快其心，逆于生乐，起居无节，故半百而衰也。夫上古圣人之教下也，皆谓之虚邪贼风，避之有时，恬惔虚无，真气从之，精神内守，病安从来。是以志闲而少欲，心安而不惧，形劳而不倦，气从以顺，各从其欲，皆得所愿。故美其食，任其服，乐其俗，高下不相慕，其民故曰朴。是以嗜欲不能劳其目，淫邪不能惑其心，愚智贤不肖，不惧于物，故合于道。所以能年皆度百岁而动作不衰者，以其德全不危也。”

## （五）生殖崇拜

禹之母，有莘氏之女也，观于伊而得之。三年而划于背而生，生而能言，是禹也。（《子羔》9、11上）

契之母，有娀氏之女也，游于瑶台之上，有燕衔卵而措诸其前，取而吞之。娠三年而划于膺，生乃呼曰：“钦！”是契也。（《子羔》9、11下）

后稷之母，有邰氏之女也，游于玄丘之内，终见芙芆而荐之，乃见人武，履以祈祷曰：帝之武倘使我有子，必报之。是后稷也。（《子羔》12）

简文记录禹、契、后稷诞生的故事[①]。传说中他们均系野合而生，只知其母，不知其父。《诗经·大雅·生民》毛传：“去无子求有子，古者必立郊禖焉。”简文所记的“瑶台、玄丘”均是当时男女聚会、祭祀求子生育的场所[②]。

从简文看，夏、商、周三代始祖禹、契、后稷的出生，均反映母系社会的风俗。周人始祖后稷之母姜嫄游于高禖行祭祀时，曾向神灵献上象征男性和生殖的两种植物——“芙”“芆”祈祷生子，并随男子脚印前行而野合，最终生了后稷。《诗经·大雅·生民》载：“厥初生民，时维姜嫄。生民如何，克禋克祀，以弗无子。履帝武敏歆。攸介攸止，载震载夙，载生载育。”两者相互印证。

三段简文都明确记载了上古之时生殖崇拜、求子求男、群婚野合的风俗。

## （六）生理病理

### 1. 六淫致病观念

冬不敢以寒辞，夏不敢以暑辞。（《容成氏》22）

---

① 廖名春. 上博简《子羔》篇感生神话试探[J]. 福建师范大学学报（哲学社会科学版），2003(6)：65－72.

② 罗新慧. 从上博简《子羔》和《容成氏》看古史传说中的后稷[J]. 史学月刊，2005(2)：14－20.

龟尹知王之炙于日而病瘵。(《简大王祓旱》2)

《容成氏》提出“寒”与“暑”的概念,类似于中医的“六淫”。《黄帝内经·素问·至真要大论》载:“夫百病之始生也,皆生于风寒暑湿燥火,以之化之变也。”而《简大王祓旱》更是将暑热作为简大王“病瘵”的病因。

2. 七情观念

道始于情,情生于性。(《性情论》2)
喜怒哀悲之气,性也。(《性情论》1)
武王闻之恐惧。(《武王践阼》5)
攸然以思,凡忧思而后悲,乐思而后忻,凡思之用心为甚……(《性情论》19)

简文指出情本源于性,情是性的外在表现。《说文解字》载:“性,人之阳气,性善者也。”“情,人之阴气有欲者。”提出了“情”与“性”的阴阳不同属性[①]和“喜、怒、忧、思、悲、恐、惊”的七情观念,并认为人的七情异常会引起一系列的生理病理变化。《黄帝内经》则完整提出七情过度与气机逆乱之间的关系,以及五志过极与五脏所伤的关系。如《黄帝内经·素问·举痛论》载:“怒则气上,喜则气缓,悲则气消,恐则气下,寒则气收,炅则气泄,惊则气乱,劳则气耗,思则气结。”《黄帝内经·素问·阴阳应象大论》载:“怒伤肝、喜伤心、思伤脾、忧伤肺、恐伤肾。”

3. 心理因素致病和心理治疗

至乐必悲,哭亦悲,皆至其情也。哀、乐其性相近也,是故其心不远。(《性情论》18)

攸然以思,凡忧思而后悲,乐思而后忻,凡思之用心为甚……其声变,则心从之矣。其心变,则其声亦然。(《性情论》19—20)

《性情论》反复强调情绪波动与“心”之间的密切关系,《黄帝内经·灵枢·口问》也有相关论述:“心者,五脏六腑之主也,精神之所舍也。故悲哀忧愁则心动,心动则五脏六腑皆摇。”

---

① 高毓秋,孙文钟. 战国楚简《性情论》医学内容探讨[J]. 中华医史杂志,2004(4):238-241.

多懋者多忧,恻者自恻也。(《彭祖》7)

远虑用素,心白身释。(《彭祖》6)

人之悦然可于和安者,不有夫奋猛之情则侮。(《性情论》38)

简文指出感情上要平和安详,如果过于激动亢奋或忧思劳神就会对身体造成伤害。这与《黄帝内经·素问·阴阳应象大论》“喜怒伤气……暴怒伤阴,暴喜伤阳”,《黄帝内经·素问·上古天真论》“恬淡虚无,真气从之,精神内守,病安从来?”认为的五志过极会伤及气血阴阳,主张淡泊情志、清心寡欲使身体康健的思想相吻合。

乐声,其出于情也信,然后其入,拨人心也敂。(《性情论》14)

闻笑声,则馨如也斯喜……闻歌谣……听琴瑟之声,则悸如也斯难。(《性情论》14—15)

凡古乐隆心。(《性情论》17)

《性情论》提出用乐声、琴瑟、古乐可使人心情愉悦、身心健康,类似于现在的心理治疗。当时的祭祀治病,如“父母有疾……行祝于五祀”(《内礼》8)和“公疥且疟,逾岁不已,是吾无良祝史也”(《竞公疟》2),都是巫医心理治疗的真实记录。

## (七)疾病与转归

### 1. 聋哑

於是乎喑聋执烛。(《容成氏》2)

“喑”指发音障碍,“聋”指听觉障碍。老官山汉墓简牍《刺数篇》657条载:“聋,两臂少阳各五。”指治疗听觉障碍须在两手少阳脉上各取五穴针刺。

### 2. 失明

瞀瞽鼓瑟。(《容成氏》2)

“瞀瞽”指视力障碍。《诗经·周颂·有瞽》郑笺:“瞽,蒙也。以为乐官者,目无所见,于声审也。”先天及后天原因引起的聋哑失明等疾病当时还是比较常见的,在长沙马王堆汉墓简帛《导引图》题记中也有关于用导引方法预防及治疗聋哑失明疾病如“痛明”“引聋”等的记载。张家山汉简《引书》95条更是记载了具体的导引步骤:“引聋,端坐,聋在左,伸左臂,挢拇指端,伸臂,力引颈与耳。右如左。”

3. 瘸腿

跛躄守门。(《容成氏》2)

“跛躄”指下肢行动障碍。

4. 侏儒症

侏儒为矢。(《容成氏》2)

“侏儒”指侏儒症患者或者身材发育不良异常矮小者。

5. 巨人症

长者厇宅。(《容成氏》2)

“长者”指巨人症患者或者身材发育异常高大者。

6. 鸡胸驼背

偻者攻数。(《容成氏》2)

“偻者”指鸡胸或驼背不能自如俯仰者。

7. 甲状腺肿大

瘿者煮盐。(《容成氏》2—3)

“瘿者”指甲状腺肿大一类的疾病。事实上,这一类疾病在商代甲骨文里已有记载。甲状腺肿大在我国有发病时代较早且地域分布广泛的特点①。

8. 疥疮

齐景公疥且疟。(《竞公疟》1)
瘙者渔泽。(《容成氏》3)

瘙者指疥疮②。周家台与马王堆简帛均将疥疮称为“瘙”。如长沙马王堆汉墓简帛《五十二病方》417条载:“煮桃叶,三汲以为汤。之内温饮热酒,已,即入汤中,又饮热酒其中,虽久瘙已。”

9. 发热恶寒

齐景公疥且疟。(《竞公疟》1)

“疥且疟”指齐景公疥疮发作且伴有继发感染而见发热恶寒症状。同时代的清华秦简有“遘害疟疾”(《清华大学藏战国竹简(壹)》158)、周家台秦简有“若苟令某疟已”(周家台简376)的记载,其中的“疟”均指发热恶寒症状,与现代医学的“疟疾”不同。

10. 传染病

当是时也,疠疫不至。(《容成氏》16)
民乃怨,疠疾始生。(《容成氏》36)

这里的“疠疫”“疠疾”指传染病。

11. 听觉视觉衰退

尧乃老,视不明,听不聪。(《容成氏》8)
舜乃老,视不明,听不聪。(《容成氏》17)

---

① 张炜. 商代医学文化史略[M]. 上海:上海科学技术出版社,2005:102.
② 罗宝珍. 战国楚简《容成氏》疾病文字考[J]. 中华医史杂志,2011(1):11.

简文指尧舜年事已高，出现视力、听力的衰退。

12. 皮肤干燥症

禹……面干皵，胫不生之毛。（《容成氏》24）

简文指大禹治水长期在恶劣环境下工作，致面部皮肤干燥开裂、小腿皮肤干燥以至腿毛尽脱。《韩非子·五蠹》也有类似记载："禹之王天下也，身执耒，以为民先，股无胈，胫不生毛。"

13. 残疾

废弃不废。（《容成氏》3）

凡民罢癃者，教而诲之。（《容成氏》3）

这里的"废弃""罢癃"均为身体残疾的统称。

14. 脱发

喑、聋、跛、眇、瘿、秃、偻。（《容成氏》3）

"秃"指头面部不长毛发。古籍中常有瘿、秃、跛、偻联称的情况。如《吕氏春秋·尽数》载："轻水所多秃与瘿人；重水所多尰与躄人。"

15. 皮肤发疹

不谷瘙，甚病。（《简大王泊旱》8）

君王之瘙从今日以瘥。（《简大王泊旱》20）

王向日而立，王汗至带。龟尹知王之炙于日而病瘙。（《简大王泊旱》1—2）

简文指出简大王得瘙病是因为他向着太阳站立祭祀，暑热大量流汗以致全身皮肤发疹。

16. 堕落死亡

于是乎作为九成之台,置盂炭其下,加圜木於其上,使民蹈之。能遂者遂,不能遂者坠而死。(《容成氏》42)

简文记录商纣王做了九层高台,下面烧火,台上的大多数人不是跌死就是烧死。

17. 因病死亡

道路无殇一死者。(《容成氏》4)
民乃夭死。(《三德》5)

这里的“殇死”“夭死”均指因病死亡。

18. 疾病迁延不愈

齐景公疥且疟,逾岁不已。(《竞公疟》1)

简文记录齐景公疾病超过一年迁延不愈。

19. 病情严重

不谷瘙,甚病。(《简大王祓旱》8)

“甚病”指病情越来越重。

20. 病愈

君王之瘙从今日以瘥。(《简大王祓旱》20)

“瘥”指简大王的皮肤病开始痊愈。

上海博物馆馆藏竹简数量庞大,其中蕴含丰富的中医学信息,以上从《容成氏》

《性情论》等十三篇入手，探讨了阴阳五行、天人相应、顺应自然、生殖崇拜、求子求男、节欲节俭、彭祖养生、生理病理、疾病及转归等方面的记录，可以看到其中天人相应和彭祖养生理念最为重要，体现了当时对顺应自然、养生祛病的高度重视。战国简帛屡有这方面的记载。如《马王堆汉墓帛书·经法·论约篇》载："四时有度，天地之理也。日月星辰有数，天地之纪也。三时成功，一时刑杀，天地之道也……顺则生，理则成，逆则死。"《马王堆汉墓帛书·经法·论篇》"不天天则失其神，不重地则失其根，不顺四时之度而民疾。"强调顺应自然的重要性，否则百姓就容易得病。长沙马王堆汉墓简帛《十问·黄帝问于容成篇》24—25 条载："君若欲寿，则顺察天地之道。"27—28 条载："天地之至精，生于无征，长于无形，成于无体，得者寿长，失者夭死。"均明确指出要想长寿，一定要顺应自然规律；能够保存好先天后天的精气的人就会长寿，失去精气的人就会短命夭折。

# 结　语

## (一) 战国时期养生思想

在战国简帛所反映的养生思想中居于首位的是“天人相应”思想，如上博简所载：“彼天之道，唯恒言：天地与人，若经与纬，若表与里。”(《彭祖》1—2)“敬者得之，怠者失之，是谓天常……忌而不忌，天乃降灾。已而不已，天乃降异。”(《三德》2—3)简文指出人与天地自然之间密不可分的依赖关系，人要顺应自然，否则就会百病丛生。也正如《黄帝内经・素问・四气调神大论》所言：“阴阳四时者，万物之终始也，生死之本也，逆之则灾害生，从之则苛疾不起，是谓得道。”在老官山汉墓简牍中则有更具体的描写，如《敝昔诊法》(33—42)认为“天人四通”，记录“生气通天”“五行通天”“五脏通天”“五色通天”等[1]，体现了较为完整的天人相应思想体系。

其次是彭祖养生思想。彭祖养生思想在战国时代为人们所普遍推崇，如上博简所载：“戒之毋骄，慎终保劳。大匡之要，難易言欠欲。”(《彭祖》2)“忽忽之谋不可行，怵惕之心不可长，远虑用素，心白身释。”(《彭祖》6)“多谋者多忧，贼者自贼也；多懋者多忧，恻者自恻也。”(《彭祖》7)“毋抽富，毋抲贤，毋向桓。”(《彭祖》8)彭祖认为：做人要质朴善良、淡泊处世，恶人自有恶报，害人如同害己。不要趋附富贵，不要诋诃贤达，不要亲近小人，要勤劳自律，无论难境、顺境都要克制自己的欲望。远离思虑则通于质朴，心灵淡泊则身体解脱。彭祖的这些养生思想与《黄帝内经》的养生思想不谋而合，如《黄帝内经・素问・上古天真论》所言：“上古之人，其知道者，法于阴阳，和于术数，食饮有节，起居有常，不妄作劳，故能形与神俱，而尽终其天年，度百岁乃去。”又言：“今时之人不然也，以酒为浆，以妄为常，醉以入房，以欲竭其精，以耗散其真，不知持满，不时御神，务快其心，逆于生乐，起居无节，故半百而衰也。”指出纵情嗜欲、起居无节有害无益，可见当时也倡导节俭节欲，反对纵欲。

---

① 梁繁荣，王毅. 揭秘敝昔遗书与漆人：老官山汉墓医学文物文献初识[M]. 成都：四川科学技术出版社，2016：47.

从秦汉简帛来看，当时养生重视饮食、睡眠，主张运用导引、却谷食气、养生方药等方法以达到祛病长寿的目的。在饮食方面提出了饮食五味对于身体健康的重要性，如长沙马王堆汉墓简帛《十问》(95—97)所载："必朝日月而吸其精光，食松柏，饮走兽泉英，可以却老复壮，曼泽有光。夏三月去火，以日爨烹，则神慧而聪明。"指出饮食松脂柏实以及牛羊走兽的乳汁，可以避免衰老，恢复健康，使肌肤润泽有光。在《十问》(77—82)中还专门论述了饮食"韭"与"酒"的好处，如："威王曰：'子之长韭何邪？'文挚答曰：'后稷播耰，草千岁者唯韭，故因而命之。其受天气也早，其受地气也葆，故聂辟懹怯者，食之恒张；目不察者，食之恒明；耳不闻者，食之恒聪；春三月食之，苛疾不昌，筋骨益强，此谓百草之王。'""酒者，五谷之精气也，其入中也散流，其入理也彻而周，不胥卧而究理，故以为百药由。"认为酒是五谷精气凝聚而成，它入肠胃后会迅速流散全身，故可以为引导药物到达患处，有助长药力辅助治疗的功用。

睡眠被视为一种极其重要的养生手段。长沙马王堆汉墓简帛《十问》(84—89)载："文挚见齐威王，威王问道焉……文挚答曰：'臣为道三百编，而卧最为首。'"并进一步阐述："夫卧，非徒生民之事也。举凫雁、鹄、鹔相、蚖蟺、鱼鳖、蠕动之徒，胥食而生者也；食者，胥卧而成者也。夫卧，使食靡消，散药以流刑者也。譬卧于食，如火于金。故一夕不卧，百日不复。食不化，必如纯鞠，是生甘心密墨，危伤痹蹶，故道者敬卧。"指出养生之道，睡眠最为重要，不只是人类，即使飞禽走兽也是一样，睡眠可促进食物消化吸收、药力在体内播散流布，所以一天不睡，一百天也不能恢复。如果睡眠不好，食物不消化，肠道、心窍闭塞不通，全身上下就会产生诸多疾病，故奉行养生的人要重视睡眠。

导引术被广泛用于养生，长沙马王堆汉墓简帛《十问》(68—73)载师癸治神气之道："血气宜行而不行，此谓塞殃，六极之宗也。此气血之续也，筋脉之族也，不可废忘也。于脑也施，于味也移，导之以志，动之以事。非味也，无以充其中而长其节；非志也，无以知其中虚与实；非事也，无以动其四肢而移去其疾。故觉寝而引阴，此谓练筋；既伸又屈，此谓练骨。动用必当，精故泉出。行此道也，何世不物忽？禹于是饮湩，酒食五味，以志治气。目明耳聪，皮革有光，百脉充盈，阴乃盈生。以安后姚，家乃复宁。"指出气血运行畅通是健康的关键，要通过练筋、练骨等导引运动之术使身体气血运行而达到强身健体的养生作用。其导引方法有呼吸运动，如"仰呼""猿呼""鹤鸣"等是仰身鸣叫，猿猴啸叫、仙鹤鸣叫的意思；肢体运动，如上肢运动有"龙登"、扩胸运动有"熊经"、体侧运动有"螳螂"、腹背运动有"鸟伸"、跳跃运动有"引颈"、甩手运动有"坐引八维"，以及有图缺文的踢腿运动和体转运动等。张家山《引书》(100—101)也有"虎顾以利项尼……鸡伸以利肩髀……熊经以利胸背，禹步以利股"的记载。据长沙马王堆汉墓简帛《养生方》219条载："食引：利益气，食饮恒移阴动之，卧又引之，故曰：饮食之，又教诲之。右引而曲左足。”这是配合饮食进行的导引，有利于补益正气，饮食时、睡眠时都要导引男性阴部，右手做导引就要屈曲左腿。在长沙马王堆汉墓简帛《导引图》题记中就有“以杖通阴阳”的方法，是说借助棍杖结合俯仰动作可以疏通气血，调节阴阳脉气，以利于人体健康。

却谷食气也是养生方法之一，如长沙马王堆汉墓简帛《却谷食气》(1)载：“却谷者食石韦。”是说不吃五谷主食，可以清洁肠道，减轻消化道负担，以利于行气导引，故“却谷者食石韦”以代替吃五谷主食。长沙马王堆汉墓简帛《十问》(29—38)载：“吸气之道，必致之末，精生而不厥。上下皆精，寒温安生？息必深而久，新气易守。宿气为老，新气为寿。善治气者，使宿气夜散，新气朝最，以彻九窍，而实六府。食气有禁，春避浊阳，夏避汤风，秋避霜雾，冬避凌阴，必去四咎，乃深息以为寿。朝息之志，其出也务合于天，其入也揆彼闺满，如藏于渊，则陈气日尽，而新气日盈，则形有云光。以精为充，故能久长。昼息之志，呼吸必微，耳目聪明，阴阴喜气，中不溃腐，故身无苛殃。暮息之志，深息长除，使耳勿闻，且以安寝。魂魄安形，故能长生。夜半之息也，觉寤毋变寝形，深徐去势，六府皆发，以长为极。将欲寿神，必以腠理息。”指出食气的禁忌与不同时辰、不同季节食气的方法，以及新气使人长寿、宿气使人衰老的道理，故要求经常食气吐故纳新而达到养生的效果。想要精神长期旺盛而不衰减，需要调理气息，以吐故纳新为主的导引食气之法可以充盛形体，从而保证精神的旺盛。

养生方药则更为丰富，长沙马王堆汉墓简帛《十问》(52—54)进一步指出：“彼生有殃，必其阴精漏泄，百脉菀废，喜怒不时，不明大道，生气去之。俗人芒生，乃恃巫医，行年七十，形必夭埋，颂事自杀，亦伤悲哉。”认为身体遭受病殃的人，一定是由于阴精泄漏，全身经脉闭塞，又兼喜怒无常，不懂养生之道，只知道依赖巫师，七十岁就形体佝偻衰老。长沙马王堆汉墓简帛《养生方》记载了九十余个养生方，其中有食疗、食养方，有内治方，有外用、外治方。如益寿方(152—153)：“冶云母、消松脂等，并以麦麴丸之，勿□手，令大如酸枣，□吞一丸。日益一丸，至十日；日后日捐一丸，至十日……令人寿不老。”是说将云母冶末，再将松脂融化，各等份，用混杂麦麸的面与之混合制成如酸枣一般大小的丸，第一天吃一丸，以后每天增加一丸，连续吃十天，然后再每天减少一丸，再吃十天，可以使人长寿不老。强身方(112)：“取菌桂二，细辛四，荻一，牡蛎一，秦椒二，三指撮以为后饭，令人强。”是用取菌桂两份，细辛四份，青蒿一份，牡蛎一份，秦椒两份，混合后取三指撮的剂量饭后服用，使人身体强健。同样的，在里耶秦简中也有秦始皇帝要求各郡县进贡养生药物的记载，如：“都乡黔首无良药、芳草□。”(9－1305)当时通过官方文书直接下文到地方，而公文到达之处无论是否有“良药芳草”，也都有公文回复。“都乡黔首无良药、芳草□”是说都乡镇没有公文所求的芳草良药。里耶秦简另有“琅邪献昆仑五杏药”之句，是琅邪郡公文回复献上了从昆仑山上采集的五杏药材或是琅邪郡献上昆仑山道士制作的五杏丹药。在秦封泥印中还出现“左礜桃支(丞)、右礜桃支(丞)”的官职，是当时专门管理采集、挑选礜石、桃杖，并以礜炼药，以桃杖驱鬼的方术道士的部门官员①。足见当时对于药物养生的重视。在周家台秦简中也见有具体的养生方药，如：“取新乳狗子，尽煮之。即沐，取一匕以殽沐，长发。”(周家台 314)本方所记是说用刚出生的狗仔煎煮的水，取一匕勺量洗发能够促进头发生长。“以正月取桃蠹屎少半升，置淳酒中，温，饮之，令人不瘅病。”(周家台 313)即在正月取桃树蛀虫的粪小半升，放在酒中温热后饮用，可以预防温热病。再比如北大秦简记载：“有神草，名为豕首，冬生夏实，与帝同室，歓之以去百疾。”(4-019)是说豕首是种神奇药草，服饮可以祛除百病。诸如此类，均充分体现了战国养生思想的成熟以及手段方法的多样。

## (二) 战国时期中医运气学说的形成与运用

《黄帝内经·素问·阴阳应象大论》载：“黄帝曰：阴阳者，天地之道也，万物之纲纪，变化之父母，生杀之本始，神明之府也。治病必求于本。”开宗明义即提出明辨阴阳的重要性。长沙马王堆汉墓简帛《十问》(1—2)第一问为黄帝问于天师：“万物何得而行？草木何得而长？日月何得而明？”天师的回答是：“尔察天之情，阴阳为正，万物失之不继，得之而盈。”指出要想考察日月、草木乃至人体运行的规律，就要考察天地阴阳发展变化的情况，以阴阳之道为规律和准则。《十问》(42—43)第五问中“尧曰：‘治生奈何？’”舜的回答是：“审夫阴阳。”《十问》(25—26)第四问中，容成参考天地之道讲长寿之道，“天气月尽月盈，故能长生。地气岁有寒暑，险易相取，故地久而不腐”，指出顺应天地阴阳之道，就是要顺应四季气候变化、日月消长变化、昼夜早晚、地理环境的特点等进行呼吸吐纳导引的锻炼，并调整起居饮食，调养适体。天地之间的基本规律是阴阳之道，遵循天地阴阳之道，是长沙马王堆汉墓简帛内容中养生思想的核心之一，阴阳理论有力地抵制了有神论，体现中医生命观日趋自然化与科学化的流变②。

《黄帝内经·素问·金匮真言论》载：“东方青色，入通于肝，开窍于目，藏精于肝。其病发惊骇，其味酸，其类草木，其畜鸡，其谷麦，其应四时，上为岁星，是以春气在头也。其音角，其数八，是以知病之在筋也，其臭臊。南方赤色，入通于心，开窍于耳，藏于心，故病在五脏。其味苦，其类火，其畜羊，其谷黍，其应四时，上为荧惑星。是以知

① 刘新民. 古代玺印中的“左(右)礜桃支(丞)”新考[J]. 吉林广播电视大学学报，2011(2)：44.

② 葛晓舒，魏一苇，谭玉美，等. 马王堆汉墓医书对先秦秦汉养生思想的借鉴与创新[J]. 湖南中医药大学学报，2020(12)：1576-1580.

病之在脉也。其音徵，其数七，其臭焦。中央黄色，入通于脾，开窍于口，藏精于脾，故病在舌本。其味甘，其类土，其畜牛，其谷稷，其应四时，上为镇星。是以知病之在肉也。其音宫，其数五，其臭香。西方白色，入通于肺，开窍于鼻，藏精于肺，故病背。其味辛，其类金，其畜马，其谷稻，其应四时，上为太白星。是以知病之在皮毛也。其音商，其数九，其臭腥。北方黑色，入通于肾，开窍于二阴，藏精于肾，故病在溪。其味咸，其类水，其畜彘，其谷豆，其应四时，上为辰星。是以知病之在骨也。其音羽，其数六，其臭腐。”可见当时已将五色、五脏、五窍、五味、五禽、五谷、五音及星宿、四时、阴阳数字等相对应，并在阴阳五行基础上初步形成了早期运气学说的雏形。在其同时期的老官山汉墓简帛中也有相似的记录，如《敝昔医论篇》载：“心气者赤，肺气者白，肝气者青，胃气者黄，肾气者黑。”(696)“肾通天为冬。”(33)“肝通天为春。”(35)“肺通天为秋。”(42)“赤乘黑，不治以冬死。唇反人盈，肉已死，甲及。”(49)“五色通天，脉之出入与五色相应也。犹响之应声也，犹影之写形也。”(50)《黄帝内经·灵枢·经脉篇》也载有：“肌肉软，则舌萎人中满；人中满则唇反；唇反者肉先死。”可见《敝昔医论篇》与《黄帝内经》中的中医理论有着一脉相承的渊源关系。而放马滩秦简中的病名“风痹”的出现以及上博简中的“寒、暑、燥”致病的概念的提出，实为中医六淫致病理论的初起。

放马滩秦简记录：“宫立戊己，主中央，主客人也。色黄，所起者人也，司土；角立甲乙卯未亥，主东方，时平旦，色青，主人的所乾者龟也，司木；徵立丙丁午戌庚，客也，时日中，色赤，主南方，所讼者蛇也，司火；商立庚辛酉丑巳，主西方，时日入，主人，白色，所讼者鸡也，司金；羽立壬癸子申辰，主北方，时夜半，客也，色黑，所讼者虎也，司水。”(乙 196—200)简文指出了五行配五音、五方、五色、五禽、五时、主客、干支，并与《黄帝内经·金匮真言论》的五行相配几乎一致。

利用运气学说分析病因及进行预后判断等在战国睡虎地秦简中就有较多的记录如：“甲乙有疾，父母为祟，得之于肉，从东方来，裹以桼器。戊己病，庚有间，辛酢，若不酢，烦居东方，岁在东方，其人青色死木日。丙丁有疾，王父为祟，得之赤肉、雄鸡、酒。庚辛病，壬有间。癸酢，若不酢，烦居南方，岁在南方，其人赤色死火日。戊己有疾，巫堪行，王母为祟，得之于黄色索鱼、堇酒。壬癸病，甲有间，乙酢，若不酢，烦居邦中，岁在西方，其人黄色死土日。庚辛有疾，外鬼殇死为祟，得之犬肉、鲜卵白色。甲乙病，丙有间，丁酢，若不酢，烦居西方，岁在西方，其人白色死金日。壬癸有疾，毋逢人，外鬼为祟，得之于酒、脯修、节肉。丙丁病，戊有间，己酢，若不酢，烦居北方，岁在北方，其人黑色死水日。”(甲 68—77 正贰，乙 181—185)

《黄帝内经》中更有运气理论指导针刺取穴的范例。如《黄帝内经·素问·刺法论篇》“黄帝问曰：升降不前，气交有变，即成暴郁，余已知之。何如预救生灵，可得却乎？岐伯稽首再拜，对曰：昭乎哉问！臣闻夫子言，既明天元，须穷刺法，可以折郁扶运，补弱全真，写盛蠲余，令除斯苦。帝曰：愿卒闻之。岐伯曰：升之不前，即有期凶也。木欲升而天柱窒抑之，木欲发郁，亦须待时，当刺足厥阴之井。火欲升而天蓬窒抑之，火欲发郁，亦须待时，君火相火同刺包络之荥。土欲升而天冲窒抑之，土欲发郁，亦须待时，当刺足太阴之俞。金欲升而天英窒抑之，金欲发郁，亦须待时，当刺手太阴之经。水欲升而天芮窒抑之，水欲发郁，亦须待时，当刺足少阴之合。"关于"九星"，在王冰编著的《重广补注黄帝内经素问》中注曰："九星谓天蓬、天芮、天冲、天辅、天禽、天心、天柱、天任、天英。"其中天蓬属水；天芮、天禽、天任属土；天冲、天辅属木；天心、天柱属金；天英属火。

运用阴阳五行与运气理论且综合药物、针石等治疗疾病，是中医药脱胎于古代巫术进步创新的标志，《黄帝内经・灵枢・贼风篇》载："先巫者，因知百病所胜，先知其病之所从生者，可祝由而已。"张景岳在《类经》里说："胜者，凡百病五行之道，必有所胜者，然必先知其所以生之由，而后以胜法胜之，则可移精变气，祛其邪矣。"分析了上古巫医只是单纯运用五行生克原理进行治疗，但随着时代的发展，中医与其已不可同日而语，正如《黄帝内经・素问・移精变气论》分析的那样："黄帝问曰：余闻古之治病，惟其移精变气，可祝由而已。今世治病，毒药治其内，针石治其外，或愈或不愈，何也？岐伯对曰：往古人居禽兽之间，动作以避寒，阴居以避暑，内无眷慕之累，外无伸宦之形，此恬淡之世，邪不能深入也。故毒药不能治其内，针石不能治其外，故可移精祝由而已。当今之世不然，忧患缘其内，苦形伤其外，又失四时之从，逆寒暑之宜。贼风数至，虚邪朝夕，内至五脏骨髓，外伤空窍肌肤，所以小病必甚，大病必死。故祝由不能已也。"强调今时之世与上古之时相比情况已发生较大变化，故在治疗理论与方法上均需与时俱进。这实际上是指出了随着时代的变迁，中医理论与治法相比上古巫医祝由，均有本质的不同与极大的进步。

## （三）战国简帛所反映的疾病、治法与方药

从目前所见战国秦楚简帛来看，其中记录的疾病有一百五十余种，涉及内、外、妇、儿、针灸、推拿、骨伤、皮肤、五官、眼、牙等诸科疾病，首次提出诸如风痹、心病、暴心痛、余病、疫病、瘽病、黄疸、金伤、心腹痛、病烦心、脉痔、痈疽、疥、疠、闷心、首疾、背膺疾、痒疾、瘿病、癥瘕、肠辟、温病、龋齿、疟病等古病名。

关于伤寒与温病，当时并无区别，如周家台秦简 311 条载："温病不汗者，以淳酒渍布，饮之。"这里的"温病"指感受四时温邪所致急性发热性疾病的总称，也即《黄帝内经・素问・阴阳应象大论》所说"冬伤于寒，春必病温"。而汉简对"伤寒"的记录如

居延汉简载:“第卅一燧卒王章以四月一日病苦伤寒。”(甲 19A,居 5987)“第一燧卒孟庆以四月五日病苦伤寒。”(甲 19A,居 5987)“第卅一燧卒尚武以四月八日病头痛。寒热,饮药五剂,未愈。”(甲 19B,居 5997)“……当遂里公乘王同即日病头痛,寒热,小子与同燧……饮药廿剂,不愈也,如爰书,敢告也。”(居 3735)且在居延汉简里有专门的治疗伤寒的方剂如:“伤寒四物,乌喙十分、细辛六分、术十分、桂四分,以温汤饮一刀圭,日三,夜再,行解不出汗。”(甲 509,居 5066)从居延汉简记录可知,燧卒在差不多时间段先后发病,症状相似均为头痛、发热、恶寒,符合传染性热病特点,仍属季节性流感范畴。从战国简帛的描述来看,古人将春季流感称为“病温”,而将传染性死亡率更高的瘟疫称为“疫病”,如睡虎地秦简“人无故一室人皆疫,或死或病”(甲 44)及上博简“疠疫始生”(《容成氏》16)。

痔疮应该是当时较常见的疾病,虽然在战国简帛中仅见一条记录即里耶秦简治牡痔的方剂:“如枣核,半升入汤,酒石,汤令才苦,渍□入汤中,令才甘。已。以汤洎鬻黄。”(9－2296)但在长沙马王堆汉墓简帛《五十二病方》中则详细记载了血痔、脉痔、牡痔、牝痔、朐痒、巢者、人州出等痔瘘疾病,并从血与脉论其病因,涉及内痔、外痔、肛裂、肛瘘、肛旁脓肿、脱肛、直肠息肉、肛门瘙痒等,共计有十四张方剂运用十一种治法加以治疗,有内服法、割除法、枯痔法、结扎割除法、热灸摘除法、药熏法、烟熏法、热熨法、外敷法、联合治疗法等,体现了在痔疮病治疗上的较为完整的病因分析与治法的多样性。①

兽医与兽药的出现是因为牲畜在人们生活、生产中作用与地位日臻重要,比如在睡虎地和周家台秦简中记录了专门管理牲畜的兽医,记录了马的疾病、马身上寄生虫的处理,以及马患有疾病的处理治疗,良种马的标准及训练要素等。马匹在中国古代生产、生活中起着很重要的作用,殷商时,马已经被用于拉车和骑射,因此饲养者很重视马匹疾病的处理,这也让中国兽医学有了初步的发展。甲骨文中曾出现过“贞多马亚”等字句,同时还记载有人畜通用的病名。西周到春秋,兽医学知识又有了进一步发展。西周时,已经设有专职兽医诊治兽病和兽疡,采用灌药、手术和护养等综合兽医治疗措施。在《周礼》《诗经》《山海经》中,记载有人畜通用的药物一百多种。当时对危害家畜比较严重的疾病,如狂犬病、疥癣等已有记载,这一时期涌现的畜牧兽医名人有造父、伯乐和王良等。战国时,已经有专治马病的马医,在家畜疾病方面已经有了“马肘溃”“马折膝”“马刃伤”“马暴死”等记载。秦代制定有“厩苑律”,是中国最早的畜牧兽医法规,在汉代改为“厩律”。汉代的《神农本草经》是我国最早的一部人畜通用的药学专著,书中特别提到“牛扁疗牛病”“桐叶治猪疮”“雄黄治疥癣”等兽疾

① 肖成福. 先秦《五十二病方》痔瘘疾病初探[J]. 中国医药学报,1989(4):55－58.

用药。长沙马王堆汉墓简帛《相马经》与老官山汉墓简牍《医马书》则是目前发现的最早的兽医类专著。

从经络腧穴方面来看，战国秦楚简帛只有里耶秦简 8－1224 条载："一曰：启两臂阴脉。此治黄疸方。"是在手太阴、少阴经脉上用泻法治疗黄疸病，可见中医经脉补泻理论已经成熟且已用于指导临床实践，但未见腧穴名。长沙马王堆汉墓简帛有《脉法》《足臂十一脉灸经》《阴阳十一脉灸经》，当时只记录有十一条经脉，还没有腧穴名，到了老官山汉墓髹漆人像则绘有十二经脉甚至任脉、带脉及一百一十九个腧穴[①]，可见经络腧穴理论始于战国，定型在汉代。

从战国秦汉医方发展趋势来看，战国秦楚简帛记录治疗医方七十余首，其中一半以上是禁咒、祝由方，长沙马王堆汉墓简帛《五十二病方》一百八十九方中禁咒、祝由方四十余则，成都老官山汉墓《治六十病方和齐汤法》六十八方中祝由方四则，北大藏汉简、武威医简均无祝由方，故分析战国至秦汉的禁咒、祝由方所占比例可知，战国到汉代中医治法逐渐取代巫术道术禁咒、祝由法成为医术主流。另外，战国秦楚简帛所记药方均在五味以下，《五十二病方》单方占比 58%，《治六十病方和齐汤法》单方占比 26%、五味以上复方占比 28%、八味以上三方、十味的仅有两方，而张家界古人堤"治赤散方"有十五味，长沙尚德街汉简医方有十二味，由此可清晰地看到战国到秦汉时期中医中药汤方从单方向复方发展的过程。

医方的计量由模糊到精确，如开始的分、等，后来出现斗、合、升、斤、两等，药物的炮制有冶、合、和、挠、蒸、煮、炊、煏、炙；剂型有丸、散、膏、汤等。煮药的方法也渐趋完善。如："三温煮"指小火慢煮，烧煮时间延长，见于周家台秦简与马王堆汉墓简帛。如周家台秦简 324—325 条载："治痿病：以羊矢三斗，乌头二七，牛脂大如手，而三温煮之，洗其□，已痿病亟甚。"374 条载："以茇、颠首、沐涚竹，并，叁温煮之，令□。"又如马王堆汉墓简帛《五十二病方》184 条载："血癃，煮荆，三温之而饮之。"185 条载："石癃，三温煮石韦，若酒而饮之。""安炊"指小沸。如马王堆汉墓简帛《五十二病方》446—448 条载："去人马疣方……以鍑煮，安炊之，毋令疾沸，□不尽可一升。"又如老官山汉墓简牍《六十病方》242 条载："治泄而烦心……安炊，令为二升。"236 条载："治气暴上走嗌……安炊，为一斗。""熟煮"即反复烧煮。如周家台秦简 375 条载："取东灰一斗，淳毋下三斗，熟□而煮□。"马王堆汉墓简帛《养生方》86 条载："以三月糟截洎，熟煮，令沸。"又《五十二病方》264 条载："血痔，以溺熟煮一牡鼠，以气熨。""熟出复入"指待药物冷却后再煮的方法，增加药物煎出率。如里耶秦简载："一曰取兰本一斗，洎水二斗……熟出之，复入，饮尽。"（8－1230）

---

① 梁繁荣，王毅. 揭秘敝昔遗书与漆人：老官山汉墓医学文物文献初识[M]. 成都：四川科学技术出版社，2016：47.

战国简帛在用药禁忌、服药剂量方面有着较多描写。如里耶秦简载:“勿近内,服药时禁毋食彘肉,先食后食恣,毋禁毋时。”“勿下半斗饮之,饮一叁,莫又先食饮如前数。”治疗破溃的痈:“日一洗,洗,傅药六十日,瘛已。”(9－1633,9－2131)治疗脉痔时需“每旦先食,以温酒一杯和,饮之,到莫又先食饮,如前数。恒服药廿日,虽久病必已”(8－298,8－1290,8－1397)。到了马王堆汉墓简帛《五十二病方》则其用药宜忌、服药剂量更为详尽,如“毋食鱼、彘肉、马肉、龟、虫、荤、麻洙菜、毋近内、夕毋饮、毋见风、毋受寒”等,特殊禁忌如《五十二病方》318—319 条载:“瘢者,以水银二,男子恶四,丹一,并和,置突上二、三月,成,即□□□囊而傅之。傅之,居室塞窗闭户,毋出,私内中,毋见星月一月,百日已。”其用药禁忌为:患者所居住的房间要关闭门窗,不得外出,在室内便溺,一个月内不能看见星星和月亮,一百天后即可治愈。用药时间和次数,如旦服药、先毋食(治白处)、先食后食恣(治癃方)、日壹饮(治诸伤)、三日一浴(婴儿瘛)、日四饮、一饮溃渍即止(疽睢病)等。

关于药物种植、炮制等也日趋成熟,如里耶秦简记录贰春乡种植药材枝枸木、药物菥蓂杆径与菥蓂子的制备、对有毒药物乌头的炮制保存等,均体现了战国时期中药材从种植、炮制到收藏、使用等已具备较系统的方法。特别到了马王堆汉墓《五十二病方》更是全面记录了药物制作的诸多方法,如药物挑拣、干燥、阴干、曝干、粉碎以及水制、醋制、酒制、溺制、火制煎煮等[①],方法极其多样,大大提高了药材的药用功效。

总体而言,战国属于中医萌芽时期,战国简帛记录了中医阴阳五行、五行生克、生育预测、脏腑与人体部位描写、天人相应、顺应自然、生殖崇拜、求子求男、节欲节俭、彭祖养生等早期祛病养生理念,记录有百余种疾病以及对疾病预后转归的描写、问病宜忌,当时中医治疗有汤、散、丸、酒等剂型及艾灸、熨法、外洗、敷药、拔罐、热饮法、外涂按摩法、熏洗法、汗法、塞鼻、热敷等治法,有巫术疗法如禹步、午画地、禁咒、生子占、五子占、星占术等。记录植物、动物、矿物类药物六十余种,病方三十余首,包括服药宜忌,药物种植、采收与炮制储存(包括有毒药物)多有记载。当时便关注环境与饮水卫生、优生优育,官府设置有养病之所、病者看护所——断所,麻风病隔离所——疠所等,反映了中医在战国时期的整体发展水平,应该说当时的医学理念是较为先进的。简帛所反映的医学思想和记录的中医内容与后世《黄帝内经》《五十二病方》直至老官山汉墓医简均有一脉相承的渊源关系。可以看到当时中医辨证论治理论诸如“六淫致病”“运气理论”“经络腧穴”“望闻问切”等在形成之中,各种药物与治法层出不穷。可以说战国时期是中医学理论与实践的第一个大发展时期,并为汉唐中医理法方药、辨证论治体系的最终确立打下了良好且坚实的基础。

---

① 尚志钧.《五十二病方》药物炮制概况[J]. 中药通报,1982(6): 17－20.

# 索　引

## 里耶秦简

## 放马滩秦简

## 睡虎地秦简

## 包山楚简

## 望山楚简



## 葛陵楚简

### 周家台秦简



### 北京大学藏秦简

## 清华大学藏战国竹简



## 长沙子弹库楚帛书



## 上海博物馆藏楚简

### 江陵岳山秦牍



### 江陵天星观楚简



### 阜阳汉简



### 老官山汉墓

## 孔家坡汉墓



## 马王堆汉墓

## 张家山汉简



## 武威汉简



## 居延汉简



## 敦煌汉简



## 长沙东牌楼东汉简牍



## 三国吴简